教学医院师资培训实践指导

主 编 乔 杰 高 炜

主 审 毛节明 徐 智

北京大学医学出版社

JIAOXUE YIYUAN SHIZI PEIXUN SHIJIAN ZHIDAO

图书在版编目（CIP）数据

教学医院师资培训实践指导 / 乔杰，高炜主编．—北京：北京大学医学出版社，2020. 8

ISBN 978-7-5659-2222-0

Ⅰ．①教…　Ⅱ．①乔…　②高…　Ⅲ．①医院 - 师资培训 - 研究　Ⅳ．① R197.323

中国版本图书馆 CIP 数据核字（2020）第 108059 号

教学医院师资培训实践指导

主　　编： 乔　杰　高　炜

出版发行： 北京大学医学出版社

地　　址：（100083）北京市海淀区学院路 38 号　北京大学医学部院内

电　　话： 发行部 010-82802230；图书邮购 010-82802495

网　　址： http：//www.pumpress.com.cn

E-mail： booksale@bjmu.edu.cn

印　　刷： 中煤（北京）印务有限公司

经　　销： 新华书店

策划编辑： 董采萱

责任编辑： 李　娜　董采萱　**责任校对：** 靳新强　**责任印制：** 李　啸

开　　本： 787 mm × 1092 mm　1/16　**印张：** 7　**字数：** 106 千字

版　　次： 2020 年 8 月第 1 版　2020 年 8 月第 1 次印刷

书　　号： ISBN 978-7-5659-2222-0

定　　价： 30.00 元

本书由

北京大学医学出版基金资助出版

编委会人员名单

主　　编　乔　杰（北京大学第三医院）

　　　　　　高　炜（北京大学第三医院）

主　　审　毛节明（北京大学第三医院）

　　　　　　徐　智（北京大学第三医院）

副 主 编　沈　宁（北京大学第三医院）

　　　　　　王　妍（北京大学第三医院）

　　　　　　谷士贤（北京大学第三医院）

学术顾问　（按姓名汉语拼音排序）

　　　　　　梁华茂（北京大学第三医院）

　　　　　　马青变（北京大学第三医院）

　　　　　　朱　丽（北京大学第三医院）

编　　委　（按姓名汉语拼音排序）

　　　　　　韩江莉（北京大学第三医院）

　　　　　　何　旋（北京大学第三医院）

　　　　　　霍　刚（北京大学第三医院）

　　　　　　李　颜（北京大学第三医院）

　　　　　　汪　恒（北京大学第三医院）

　　　　　　王　冠（北京大学第三医院）

　　　　　　姚　颖（北京大学第三医院）

　　　　　　袁文青（北京大学第三医院）

　　　　　　曾　进（北京大学第三医院）

　　　　　　张爱京（北京大学第三医院）

　　　　　　张　祺（北京大学第三医院）

编写秘书　袁文青（北京大学第三医院）

　　　　　　汪　恒（北京大学第三医院）

特别鸣谢

（按姓名汉语拼音排序）

崔　龙　韩彤妍　洪天配　侯　征　柯　嘉

李　蓉　刘余庆　毛节明　沈林霞　王　亮

杨　航　杨渝平　姚　颖　余家阔　曾　进

张春妤　张　珂　张铃福　赵　威　周非非

序　言

这本小册子作为典型的大学附属医院临床教师的教学培训课本，虽然不厚，在我看来，分量却不轻。不光因为它凝聚了几代“三院人”在临床教学上的努力和积累，还因为它兼具临床教学的方方面面，有理论有实际，有规范有经验，丰富又简洁，实用又前沿……医学教育的重头戏——临床实践教学都浓缩在此。相信本书一定会为临床带教老师提供便捷的学习参考与指导。

临床工作从来就不可避免地有师带徒的任务，尤其在大学附属医院，这个任务必然是系统、规范的。然而长期以来，在教师培训上，医学院校重视并不够，医生们靠自己的悟性自然师承的多，管理层靠下发规定文件的多，唯独对教育学这个专门的学问和方法培训传播得不够。

认真读了这本为教师编写的教材，不由得回忆起北京大学第三医院这些年在培养年轻学子上所做的全方位的努力。这其中包括医院的教学管理者，更有一大批临床教师，他们在繁忙的临床工作之余还用大量时间投入教学工作，体现了“北医人”对医学教育事业的忠诚与奉献！

最让我感动的是今天一批年轻人后来居上，传承了北京大学医学部教书育人的优良传统。这本教材凝聚了他们的心血。在当今重物淡情、功利气息浓重的社会，坚持承担医学教育重任，这是医学教育进步的希望所在。

柯杨

2020 年 1 月

前　言

北京大学第三医院（以下简称“北医三院”）是一家集医疗、教学、科研、预防、康复与保健为一体的综合性三甲医院。作为北京大学医学部的直属附属医院，北医三院（即北京大学第三临床医学院）承担了医学生、研究生及毕业后医药卫生人才的临床教学工作。

教学医院的教师是一类特殊的教师。他们的课堂不囿于三尺讲台而往往要围绕在病床旁；他们既得病人称一声大夫，又受学生唤一句老师。常常有大夫问我们，如何才能成为一名好老师？从教学管理者的角度出发，我们希望为临床教师提供友好支持的教学环境与系统激励的成长空间，助力教师的发展并打造高质量的教学团队。基于这样的想法和认识，在北医三院几代人的努力下，2008 年我院首先建立了临床教师资格准入制度。通过实践中的逐步摸索、不断完善与改进创新，自 2014 年起，医院开始组织系统化、分层级的教师培训，努力将教师培训工作落到实处。随着医院教师发展建设工作的有序开展，我们开始梳理、总结师资培训的经验，以期反思改进。

本书凝练了多年来北医三院教师培训管理工作的宝贵经验，希望能够为广大兄弟医院的师资培训提供一定的参考。全书共分为七个章节。在第一章中首先围绕学习者与学习，对教师发展理论进行了概括性的介绍。了解教师的学习特征将有助于形成有针对性的临床教师培训的顶层设计。第二章对当前不同类型临床医学专业人才的培训要求以及对应的师资培训任务进行了总结与讨论。第三章在前两章的基础上，以北医三院为例，详细论述了教学医院的教师发展特点和师资培训体系。第四至第六章则进一步依次按照师资培训的阶梯过程，详细介绍了北医三院的教师资格准入制度、临床带教和理论授课等常用教学方法，以及导师阶段的科研带教能力培训等内容。最后，我们对保证教学质量的重要环节——教学评估进行了详细阐述。各个章节均蕴含了丰富的实践案例。此外，我们还在相应部分增加了对教师代表的访谈，使读者能够直接倾听培训者与接受培训的教师对教师培训过程的感受和心声。

本书的形成离不开北京大学医学部及北医三院全体同仁的鼎力支持，离不开老一辈教学专家的耕耘和付出，是他们的脚踏实地与兢兢业业奠定了北医三院的教学基础。感谢教学管理者、领导对教育教学工作的支持与帮助，感谢每一位在教学一线洒下汗水的医务工作者，感谢北医三院教育处每一位老师对日常管理工作的文字凝练。特别感谢原北京大学常务副校长柯杨教授为本书作序。

1944 年的古迪纳夫报告提出“规划得当、认真实施的医学教育是综合性健康服务的基础”，这已成为医学教育的核心价值观与医学教育工作者共同努力的方向。在当前教育改革深化的大背景下，医学教育尚有许多可为之处。愿大家携手共促医学学识的传承，为我们的社会不断培养高素质的医学人才。

编　者

2019 年秋于北京

目　录

第一章　教学医院教师培训理论基础

信息时代组织的重要资本是人力资源。对于现代教学医院来说，教师是承担教学任务、建设学习型组织、推动医院长足发展的关键力量。只有充分理解、认识医师教学特点，才能为其提供有效的教师培训。发展优秀的教师队伍需要掌握成人发展与学习理论基础。本章节首先对教师发展及学习理论进行概述，并重点从学习的两大要素——学习者与学习环境对教学医院教师培训体系设计进行阐述。

教学医院的医生具有双重身份，他们既是医生，也是老师。他们不仅承担着繁重的临床工作，还肩负了医学知识与临床技能的传授工作。医院整体的师资队伍建设体系对医生发展为教师起着巨大的作用。友好的环境支持、浓厚的学习氛围、合理的培训课程都是引导医生成为资深教师所必需的环境因素。对于教学医院管理者来说，建设优秀师资队伍是极其重要的核心工作内容。在具体设计与实施针对医生的教师培训前，每一位管理者都需要首先回答以下几个问题：接受培训的对象是谁？他们有什么特征？ 如何有效激发、维持学习者的学习动机？怎样提高培训效率，构建可持续发展的培训体系？为了回答管理者的这些疑问，我们首先对相关重要培训理论，包括教师专业发展阶段理论及学习理论进行介绍。

一、教师专业发展阶段理论

教师专业发展强调教师的终身学习，指教师从任职前到离职全部职业过程的持续学习与研究。教师专业发展阶段理论源自职业生涯发展理论，以成人发展理论为基础，综合了社会、心理等多门学科。1969 年美国得克萨斯大学学者富勒（Frances Fuller）[1] 根据教师关注问题的变化首先提出教师专业发展历经四个阶段。后续学者从不同视角对教师专业发展进行了多种分类。斯德菲（Steffy）等 [2] 在费斯勒（Fessler）等 [3] 提出的动态教师发展理论基础上，根据自我实现理论进一步提出了教师职业的人文发展模式，强调教师的专业发展前提是给予教师支持性的学习环境。

我国自19世纪80年代开始从认知心理学、教育学、伦理学等角度出发构建教师专业发展理论。傅树京[4]结合国外理论与教师能力及需要将专业发展阶段划分为适应期、探索期、建立期、成熟期、平和期。罗琴等[5]从教学反思角度将教师专业发展过程划分为适应期、发展期、成熟期与持续发展期。不同视角下国内外教师专业发展阶段的代表性理论见表1-1。

表1-1　不同视角下国内外教师专业发展阶段理论

代表理论学者	分阶段依据	各阶段特点
富勒[1]	关注问题的变化	• 任教前关注阶段：关注自己 • 早期关注阶段：关注个人能力 • 课堂关注阶段：关注课堂控制及教学要求 • 晚期关注阶段：关注学生为主
费斯勒[3]	职业生涯	• 职前期：岗前培训与入职培训阶段 • 入职期：初任教师日常工作达至基本满意，能够获得认可的阶段 • 能力形成期：积极拓展学识，获得专业发展的阶段 • 能力发展期：不断寻求进步，专业能力取得进一步发展的阶段 • 挫折期：教师对职业产生倦怠，满意度下降的阶段 • 稳定期：进取心下降，满足于完成基本工作任务的阶段 • 回落期与离职期：即将离职的阶段到教师工作的终止
斯德菲[2]	生命历程	• 新手阶段：师范生或学习教学阶段 • 学徒阶段：开始带教阶段 • 专业阶段：能够整合知识与教育学，并开始产生自信的阶段 • 专家阶段：影响力持续增强 • 杰出贡献阶段：在教学领域有突出贡献 • 名誉退休阶段：功成身退期
傅树京[4]	教师能力及需要	• 适应期：从学生向教师的角色转化 • 探索期：确定发展方向，强化教学技能 • 建立期：教学胜任力及对学生的认识增强 • 成熟期：积累丰富教学经验，业务熟练，出现职业倦怠 • 平和期：形成稳固的教学特色，学习新教学技术能力不足
罗琴[5]	教学反思	• 适应期：反思角色与教学技术 • 发展期：反思知识体系与教学效能 • 成熟期：反思专业品质与教育理想 • 持续发展期：反思终身学习

对于医生的职业生涯，根据不同时期的职业目标与任务可划分为五个时期[6]：①职业探索期：18 岁左右，做出人生目标的选择。②职业准备期：18 ~ 23 岁，全面接受专业教育及职前训练。③职业初期：24 ~ 40 岁，社会角色定位。④职业中期：41 ~ 55 岁，专科医师及学科带头人定位。⑤职业后期：55 岁以后，巩固学术地位，传授学科经验。

教学医院的教师是一类特殊的教师群体。在教学医院教师的培训过程中，不仅要考虑到教师专业化的发展规律，同时要兼顾医生职业本身的特征。对于教学医院的教师，其教学活动的基础是医学知识，进一步的发展则建立在临床经验之上，而医生的临床经验同教学经验一样，历经从起步到成熟的发展阶段。理解教师专业发展阶段理论，结合医生职业特征与事业发展关键点，因地制宜进行教师培训是教学医院发展师资队伍的关键。

二、学习理论

学习是人类适应环境、改变认知与行为、推进社会发展进步的重要活动。从个体角度，学习是伴随一生的基本活动，学习能力更是决定信息时代个体社会经济地位的重要因素。教学医院的发展核心动力是组织学习与发展优秀教师。教学医院的教师毫无疑问已是成人，针对儿童学习者的强制式学习模式对他们来说早已不适宜使用。如何维持成人学习者的学习热情，保证培训参与率并提高培训效率是医院管理者需要思考并回答的主要问题。接下来我们介绍的几种学习理论将有助于管理者回答以上一系列问题。

（一）成人学习理论

成人学习理论（andragogy）由诺尔斯（Knowles）于 1968 年提出[7]，通过与儿童学习者的对比，成人学习者具有以下五点特征，包括：自我导向，重视过去的学习经验，认识学习的重要性并对学习有充足的准备，强调学习的实用性，内部动机驱动。基于成人学习者的这些特征，诺尔斯认为在对成人进行教育时，应从成人学习者的过去经验出发，倾听采纳学习者关注的学习内容与乐于接受的学习方式，避免死记硬背，充分挖掘学习的实用性，培训学习者的问题解决能力。成人学习理论提出的自我导向学习在实际培训过程中激起了极大关注。很多高等院校、组织机构等将把学生或员工培训成自我导向的终身学习者设定为培训的终极目标。自我导向学习实际是成人学习过程的固有特点，可以具有丰富多样的形式，既可以由学习者根据自身学习需求制定学习目标及计划，选择合适的学习策略并评估学习效果，也可以是探索性和实践性的非计划式学习[8]。美国学者格罗于1991年提出分层自我导向学习模型[9-10]，将学习者分为四级并提出在各级学习中教师的促进作用（表1-2），对于组织机构的人才阶段性培训具有较强的指导意义。

表1-2　格罗分层自我导向学习模型中学生与教师的特征及实际应用

层级	学习者特征	教师角色	实际应用
初级	依赖性	权威的信息传授者	初入某领域时，学习者需要该领域的权威教师告知做什么、怎么做等信息
普通	产生学习动力与信心	学习兴趣的激励者	教师应引导学生的兴趣并及时设定学习策略和目标，指导学习内容
中级	掌握技能与知识，产生探索某一领域的愿望	深入学习的促进者	对于该层级的学习者应增多讨论与小组项目，教师的角色逐渐转为平等的学习伙伴，平等地与学习者进行深入讨论式学习
高级	有能力和意愿计划组织自己的学习	顾问角色	学习者开始进入实习阶段，独立承担工作，适合自发形成自我导向的学习小组。教师承担顾问的角色，在必要时回答学习者的困惑与疑问

成人学习理论强调成人学习者的特征。对成人学习者的培训应充分把握不同阶段学习者的学习特征，因材施教，避免灌输式、强制式的学习方式，增强对学习者自我导向学习的引导，并注意教师角色随学习者层级不同的转变。

（二）学习动机理论

学习动机是激发、引导与维持学习活动的内部动力。成人学习理论告诉我们，成人学习者的学习特征是自我导向。与儿童学习者更依赖于外界环境来激励学习兴趣不同，成人学习者的动机主要来源于内驱力。下面介绍的几种学习动机理论将帮助管理者更好地激发、引导学习者的学习兴趣与热情，降低培训低参与的发生水平。

1．强化动机理论

源于行为主义学派，代表人物有桑代克（Thorndike）与斯金纳（B.F. Skinner）。该理论认为通过反复建立外界刺激与学习者反应间的联系，学习可以得到强化。强化按照作用的方式可分为正强化与负强化。正强化通过学习后给予个体满意的刺激来增强学习动机；负强化则通过给予厌恶刺激来消除不良学习行为，容易引起消极情绪反应。强化动机理论的局限在于过度强调外界环境的作用而忽略了学习者的自主性。外部奖励并不总是能够激发学习兴趣，有时甚至会对学习动机起抑制作用。在成人教育教学过程中应谨慎使用强化手段。

2．成就动机理论

成就需要被认为是人格中最重要的需求。成就动机基于成就需要产生，激励个体努力完善其认可的有价值的事业，追求更高的目标并不断在挑战中超越自我。成就动机理论的代表学者有阿特金森（Atkinson）及麦克利兰（McClelland）。阿特金森提出了期望 - 价值理论模型，认为当个体成就动机处于较高水平，合理的任务难度及适中的诱因价值更可能促进学习者采取行动[11]。麦克利兰的成就动机理念认为人的动机由三种需要所支配：成就需要、权利需要与人际关系的需要。这三种需要相互融合，彼此间没有顺序关系。麦克利兰的研究方向于20世纪70年代转向领导能力，并提出了胜任力（competency）的概念，认为决定一个人是否能够胜任某一工作需要首先理解其动机。基于动机理论追求人生目标才能更好地发掘自我。此外，麦克利兰等通过大量调查研究，从社会文化角度提出社会成员的动机水平影响着社会经济、科技发展的理念。

3．归因理论

归因理论从结果阐述行为动机，是关于人们如何解释或归纳事件发生的原因，由社会心理学家海德（Heider）等提出并发展。经典的归因理论认为，大众会采取逻辑推断事情发生的原因。海德认为人们倾向于将那些与待解释的行为协同变化的因素判定为导致事件的原因[12]。美国心理学家维纳（B. Weiner）认为，人们按照努力程度、能力高低、任务难度和运气好坏对行为成败结果进行归因，这些因素又可以按照属于内因还是外因、随时间变化是否稳定以及对于个体来说是否可控分为三个维度。其中，稳定维度影响了对行为的期望，控制维度影响着个体的情绪[13]。学习者对学习结果的归因会影响未来行为结果的期待，导致不同的情感体验，产生不同的责任判断[14]。运用归因理论，可了解学习者的学习动机，由学习行为及结果推断个体的心理特征并预测某情境下个体的学习行为。

4．自我效能理论与社会学习理论

自我效能的概念于1982年由社会学习理论创始人班杜拉（A. Bandura）提出，指人们对是否能够胜任某具体任务的主观判断。自我效能理论认为：对某项学习任务自我效能感的高低影响着学习动机的强弱，决定了人们对学习活动的选择、坚持及成果等。班杜拉指出，影响自我效能形成的主要因素包括个体自身的成败经验与归因方式。个体形成自我效能判断时主要利用四方面的信息，包括亲历的成就经验、替代性经验、社会说服以及身心状态[15]。他人行为所带来的负面结果、所处集体的学习意愿水平低以及对任务的消极情绪反应等均会导致个体对任务完成能力的负向判断。

自我效能理论提示管理者在研究学习动机时要综合考虑个体的需要、认识及情感等因素，采用适当方法引导员工建立正确的自我效能感，促进学习活动的发生与坚持。

（三）社会学习理论

班杜拉的另一个著名理论是社会学习理论，认为人们的学习行为发生在社会背景下，通过观察偶像或示范者而不断得到强化。被奖励过的行为对他人有示范作用。该理论强调社会变量对学习的作用，承认观察学习的重要性。社会学习理论在职业生涯发展中得到广泛应用。从学习者通过经验形成的自我观点和兴趣、解决实际问题的能力及行为结果三方面来解释说明社会环境是如何影响学习者在关键时点的决策的[16]。社会学习理论作为行为示范培训的重要基础，在实际教学工作中被广泛应用。

（四）构建主义学习理论

构建主义学习理论是认知派学习理论的前沿发展，强调学习是主动在大脑内部形成的认知结构，关注如何利用已经建立起来的认知结构来构建新的知识[17]。构建主义学习观认为，学习实际上是新旧信息相互作用，在已有认知结构中加入新信息，并进行改造重组的主动过程。构建主义教学观强调学生是学习的主体，提示教师应以学生已有的知识为生发点，引导启发学生主动学习，调动学习的积极性与创造性。

（五）人本主义学习理论

20世纪60年代，以罗杰斯等为代表的人本主义学习理论兴起。该理论反对人为分解心理特征，强调人心理特性的完整性，关注人的情感、态度、自我价值与自我概念等。人本主义学习观认为，教育的目的是发展学生整体的人格，应重视学习过程与内容，掌握学习方法。人本主义学习理论的核心在于强调有意义的学习，学习应该是学生积极主动参与、全身心投入并自我评价的过程[18]。学习的内容应该与个体本身密切相关，学习的过程应该是愉快的、能够发掘学习者潜能的并对学习者有价值的，应尽量避免无意义的机械灌输式学习。

（六）情境学习理论

情境学习理论认为学习是一种社会行为，知识是由同一领域的工作者们共同创建的，具有一定的社会文化背景。情境学习的要素包括：①学习内容从实际出发，以问题解决为导向。②学习应在知识产生与应用的真实情境中开展，所学的知识要经得起特定情境的考验。③实践共同体：在基于一定情境、共同学习的圈子即实践共同体中，学习者们彼此分享经验，共同进行创造性学习。④合法的边缘性参与：新成员被圈子接受，从低难度任务做起，在实践中学习，逐渐成长为有经验的核心成员[19]。情境学习理论为新人培训提供了理论基础。教学过程中依据情境学习理论，可以通过相互学习与自主学习结合等方式来促进组织成员整体的共同进步。

（七）学习型组织

学习型组织（learning organization）作为管理理念首先由美国学者皮特·圣吉（Peter M. Senge）提出，指的是通过营造整体学习氛围，充分发挥员工创造性思维，建立可持续发展的、具有终身学习能力的组织。圣吉在他的畅销书《第五项修炼》中提出创建学习型组织需要的五项修炼：认清并努力实现心中的愿望，达到自我超越；通过表达自己与包容他人的想法来改善心智模式；组织成员致力于实现共同愿景；互相学习，共同提高；以系统思考为核心，从整体的动态发展考虑问题，拥有完整的知识体系和实用工具[20]。学习型组织的意义在于能够有效适应环境剧变与提高组织绩效水平。在构建学习型组织的进程中，不断学习是组织全体成员的共同愿景，每一位成员都有权利参与问题的识别与解决，领导需要有较高的设计能力。管理者应从激发组织成员学习热情开始，通过发展组织成员的学习能力，设立具有规划、执行、监督等能力的培训管理部门，大力支持组织成员的专业学习并重视对学习能力的评估来建立多元开放式的学习环境，促进组织成员进行偶发性、目标性、批判性及创造性的学习[21]。

本章小结

本章通过介绍教师专业发展阶段理论与学习理论，为医院管理者提供了基于理论基础的培训思路。教学医院有效培训教师的基础在于把握学习者的发展规律及学习特征。在实施培训前应充分调研教师的学习兴趣，掌握其客观的学习规律，提高培训针对性，充分发挥学习者的自我主导性，采取易于被学习者接受的培训方式，设计真正实用的培训课程，努力建设学习型组织。避免主观臆断的、强迫签到式的培训模式。教学医院培训组织者在培训设计实施过程中应结合实际，运用教师培训理论基础，不断推动医院师资建设平台的发展。

参考文献

[1] Fuller F F. Concerns of teachers：a developmental conceptualization. American Educational Research Journal，1969，6（2）：207-226.

[2] Steffy B E，Wolfe M P. A life-cycle model for career teachers. Kappa Delta Pi Record，2001，38（1）：16-19.

[3] Fessler R. Dynamics of teacher career stages//Guskey TR，Huberman M. Professional Development in Education：New Paradigms and Practices. New York：Teacher College Press，1995：171-192.

[4] 傅树京．构建与教师专业发展阶段相适应的培训模式．教育理论与实践，2003，6：39-43.

[5] 罗琴，廖诗艳．教师专业发展的阶段性：教学反思角度．现代教育科学，2005，3：71-73.

[6] 席彪．医生职业修炼．北京：北京大学医学出版社，2006：26-29.

[7] Knowles M S. Andragogy，not pedagogy. Adult Leadership，1968，16（10）：350-352.

[8] 雪伦·B. 梅里安，罗斯玛丽·S. 凯弗瑞拉．成人学习的综合研究与实践指导．黄健，张永，魏光丽，译．2 版．北京：中国人民大学出版社，2011：269-280.

[9] Grow G O. In defense of the staged self-directed learning model. Adult Education Quarterly，1994，44（2）：109-114.

[10] Grow G O. Teaching learners to be self-directed. Adult Education Quarterly，1991，41（3）：125-149.

[11] 朱文彬，赵淑文．高等教育心理学．北京：首都师范大学出版社，2007：73.

[12] 刘永芳．归因理论及其应用．上海：上海教育出版社，2010：15-17.

[13] 张爱卿．动机论．武汉：华中师范大学出版社，2002：193-217.

[14] 曾文光，曹荣．学习主体分析．北京：中国文史出版社，2005：183-184.

[15] 边玉芳．学习的自我效能．杭州：浙江教育出版社，2004：67-74.

[16] 塞缪尔·H. 奥西普，路易丝·F. 菲茨杰拉德．生涯发展理论．顾雪英，姜飞月，译．4 版．上海：上海教育出版社，2010：169.

[17] 冯维．现代教育心理学．重庆：西南师范大学出版社，2005：50.

[18] 邢秀茶．学与教的心理．北京：高等教育出版社，2004：52-57.

[19] 张振新，吴庆麟．情境学习理论研究综述．心理科学，2005，1：125-127.

[20] 王关义．现代组织管理．北京：经济管理出版社，2007：323.

[21] 洪荣昭．知识创新与学习型组织．北京：高等教育出版社，2003：21-23.

（袁文青 编写，王 妍　张 祺　曾 进 审校）

第二章　教学医院师资培训任务

教学医院的临床教师，根据教学任务的不同，可能需要承担医学本科生、研究生、毕业后教育或继续教育等教学工作。临床教师同时也是临床医生，多毕业于临床医学专业，未接受过系统的教育学和心理学培训，在教育教学系统知识与教学能力等方面相对薄弱。为满足教学工作要求，高质量完成教学任务，教学医院的管理者应积极探索如何提高临床教师的教学能力。本章按照培训对象类型，分别从医学本科生、研究生和毕业后教育教学对象的培训要求出发，对相应师资要求及师资培训的实施现状进行介绍。

一、医学本科生的师资培训

（一）医学本科生培训要求

根据《中国本科医学教育标准——临床医学专业（2016版）》，临床医学专业本科毕业生应达到科学和学术、临床能力、健康与社会、职业素养四个领域的基本要求，本科毕业生应具备一定的从业基础，为毕业后进一步发展做好充分的准备[1]。

2014年核准的《北京大学章程》第四条规定："学校坚持立德树人，坚持教学育人、研究育人、文化育人、实践育人相结合，追求世界最高水准的教育，培训以天下为己任，具有健康体魄与健全人格、独立思考与创新精神、实践能力与全球视野的卓越人才。"[2]2016年4月，学校结合综合改革要求，制定了《北京大学本科教育综合改革指导意见》，进一步明确将学校人才培养目标凝练为为国家和民族"培训能够引领未来的人"[3]。

北京大学第三临床医学院在医学本科生的培训基础上，秉承北京大学的办学理念，将医学人才培养目标和大学总体目标相契合，以全人教育思想为指导，强调以学生为中心，提出"仁智兼养，德理双修，为人为学相统一”的办学理念，特别强调“通专并举，德才兼备”的培训原则，最终目标是培训全面发展的、具有创新能力和国际视野的高素质医学领军人才。

按照北京大学医学部临床医学专业学生培训计划，医学本科生在临床医学院学习期间要完成临床医学课程，包括必修课（诊断学、内科学、外科学、妇产科学、儿科学、眼科学、耳鼻咽喉与头颈外科学、皮肤性病学、口腔科学、中医学、全科医学、急诊医学、康复医学、临床药学）、选修课（医学文献检索、护理实践、循证临床实践等）和临床二级学科实习轮转（包括内科、外科、妇产科和儿科）。医学生应掌握病史采集、体格检查、沟通技巧、辅助检查、诊断与鉴别诊断、制定和执行诊疗计划、临床基本操作等临床基本技能。

本科生的理论授课采用集中授课、以问题为导向的学习（PBL）和基于案例的学习（CBL）的形式。见习带教采用床旁教学和模拟教学，以小组制为主，每个小组 8 ~ 10 人，设立学生组长 1 人。小组制保证学生在临床见习过程中，依托学习型组织，引导学生通过系统学习与互相学习，提高学习的效果和自主性，使每位学生都能够得到充分的思考和讨论机会。

（二）医学本科生师资要求

为达到医学本科生的培训目的，临床教师需要具备一定的专业能力、教学能力和科研能力，具体如下：

1．专业能力

《中国本科医学教育标准——临床医学专业（2016 版）》中指出，临床教师应具备与其学术等级相称的学术水平和教学能力，能承担相应的课程和规定的教学任务[4]。临床教师的专业能力，是指教师应具备学科专业能力，包括临床基本理论知识和临床技能，并能将自己所学通过合适的方式传授给学生，对学生进行适当的学习指导。

2．教学能力

临床教师应具备的授课能力，表现为以下几个方面：

（1）钻研和组织教材的能力：临床教师应事先备课，认真学习相关教学内容和教材。在充分理解教材知识点的基础上，结合学生的学习目标，提炼教学重点与难点。同时，教师需进一步研究教学目的、教学内容和学生实际学习能力之间的内在联系，找到使教学内容适应学生学习能力、促进学生智力发展、实现教育目的的教学途径。教师钻研和组织教材的能力越强，备课的效果就越好，教学的质量就越高。

（2）了解和研究学生的能力：作为医学本科生，正处于医生职业发展阶段的初期，教师应深入了解教学对象的医学知识背景，并根据学生的外部表现了解、研究他们的思想状况、道德水平、智力水平以及兴趣、爱好、性格等。只有充分了解了学生的情况，在教学过程中才能做到有的放矢，长善救失，因材施教。

（3）组织教育教学活动的能力：为了保证教育教学工作顺利进行，教师应具备较强的组织能力。例如，开展教育活动，教师必须善于制定计划、动员、培训和使用骨干、组织指挥和总结评比等。组织教学活动，教师必须善于启发诱导，能激发学生兴趣，集中学生注意力，善于机智地处理突发事件等。教师组织教育教学活动的能力包含一定的创造性，既需要知识经验，又需要满腔热情，更需要在实践中坚持不懈地研究、总结与磨炼。

（4）良好的语言表达能力：在教学过程中，教师的语言要力求简练明确，内容具体、合乎逻辑，语法正确，流畅通达。语言表达要富于感情，有感染力，能够吸引学生的注意力。

（5）教学方法的选择与运用的能力：教师应该在现代教学理论的指导下，熟练地掌握各类教学方法的特性，能够综合地考虑各种教学方法的要素和特点，根据不同的教学目标、教学环境、教学内容和学生特点等，选择适宜的教学方法并能进行优化组合，以获得较好的教学效果。

（6）信息技术的运用能力：教师的信息化教学能力是指在信息化教学背景下，利用信息技术设计课程教学、开发课程资源、管理教学活动的一种能力，这也是教师在教学实践过程中形成的一种能力[1]。信息化时代背景下，“互联网＋”将移动互联网技术、云计算、大数据等新型技术融于一体，并将海量优质的医疗教学资源和线上线下的学习活动融合在一起，相继产生新型的医学教育教学形态，引领着医学教学环境的革新。

《国家教育事业发展“十三五”规划》指出，要“增强教师在信息化环境下创新教育教学的能力，使信息化教学真正成为教师教学活动的常态”[5]。这就要求临床教师们不仅能够在新技术环境下进行有效的教学，还能够利用新型技术开展医学教育教学创新。教学医院管理者应积极响应时代号召，使教学医院的教师掌握信息技术，不断提升信息化教学能力。

3．科研能力

教师的科研能力是指导各类学生从事临床科研或基础研究所必须具备的重要条件之一，是教师完成教学科研任务的基础。主要包括选择科研课题、制定课题实验方案、实验操作、收集实验与临床资料、整理数据、分析归纳、撰写科研论文的能力等。

教师的科研素质是教学能力与科研能力的有机结合，需要长时间积累才能逐步具备。在实践过程中，教师应该将理论知识、实验技能、科研方法等与学生自身的科研水平相结合，有目的、有方法地指导学生提高科研能力[6]。

（三）医学本科生师资培训

医学本科生的师资培训由北京大学医学部和北京大学第三临床医学院共同组织完成。在医学部层面，高校组织青年教师基本教学能力的培训，培训内容包括：医学教育理念与职业素养、医学教学方法与技巧、教学评价及教学观摩实践等。培训以专题讲座、小组研讨、教学观摩、微课演练等多种形式开展研修和交流。医院层面组织的师资培训则包括临床带教资格准入培训、理论授课资格准入培训、物理诊断学和外科学总论等。此外，医院各科室层面还会组织集体备课、教学准入科室考核、业务学习等。

以医学本科生的桥梁课物理诊断学、外科学总论的教师培训课程为例（表 2-1），此项培训依托医学部教师教学发展中心，由北京大学第三临床医学院承办。授课教师由教学医院具有副主任医师及以上职称、承担过物理诊断学 / 外科学总论见习教学且教学评估成绩优良的教师组成。培训对象为即将承担物理诊断学、外科学总论见习带教的教师。培训的总体目标为统一教学内容和手法，促进临床教师教学质量同质化。医院层面要求任课教师在开课前统一参加集中培训，通过培训考核的教师可获得医学部认证的资格证书，并可承担教学工作[7]。

表2-1 物理诊断学、外科学总论师资培训

培训内容	培训课程	学时	授课形式
物理诊断学	一般情况、头颈部、脊柱、四肢、神经系统查体	3	理论授课
	心脏查体	3	现场示教＋点评
	肺部查体	3	
	腹部查体	3	
	全身查体	3	
外科学总论	刷手、消毒铺巾、穿脱手术衣、戴手套	3	理论授课
	打结、辨识手术器械	3	现场示教＋点评
	外科基本操作：换药、拆线、离体肠吻合	3	
	开关腹、兔蚓突切除术	3	
	狗脾切除术、清创术	3	
	狗肠切除吻合术	3	

二、研究生的师资培训

（一）研究生培训要求

根据北京大学临床医学专业研究生培养方案总则的要求，研究生应具有良好的科学道德规范与严谨求实的科学态度，尊重他人研究成果、知识产权以及生命伦理等。重视理论与实际相结合，硕士研究生须掌握本门学科坚实的基础理论和系统的专门知识，接受系统的科学研究训练，并能设计科研方案和进行富有成效的科学研究。博士研究生须掌握坚实宽广的基础理论和系统深入的专门知识，对所研究的领域有全面的了解，掌握本学科的主要进展；对本学科研究涉及的科学问题进行鉴别、提出和解决；具有独立从事科学研究和教学工作的能力；在科学或专门技术上做出创造性成果；具备一定的口头、书面和演示性交流技巧，能清楚并有深度地汇报科研结果[8]。

（二）研究生师资要求

根据《北京大学医学部研究生指导教师上岗条件》（北医〔2017〕部研字137号）要求，高校对研究生导师的学术水平、科研能力、教学情况等方面做了非常详细的规定，并严格按照此规定要求遴选导师上岗。遴选的导师除了要有良好的职业素质，还必须达到相应的专业技术职称要求，取得一定的科研成果，并作为课题负责人承担一定级别的课题，完成教学相关工作[9]。研究生指导教师上岗条件见表 2-2。

表2-2　北京大学医学部研究生指导教师上岗条件

导师类型		职业素质	学位和专业技术职务	科研工作成果[1]	科研项目	教学情况
硕士研究生导师	学术型	具有良好的政治思想水平和职业道德素质，自觉坚持求真务实、严谨创新的科学作风，具备良好的师德师风和医德医风	博士学位，副教授/副研究员	发表 SCI 论著 3 篇，Q2 分区及以上，其中至少 1 篇为 Q1	省部级及以上纵向课题 1 项	熟悉招生、培养及管理规定
	专业学位		硕士及以上学位，副主任医师和副教授/副研究员	发表 SCI 论著 3 篇，其中至少 1 篇为 Q2 分区	在研应用课题 1 项	
博士研究生导师	学术型		博士学位，副教授/副研究员	发表 SCI 论著 4 篇，Q2 分区及以上，其中至少 2 篇为 Q1 分区	国家级在研课题 1 项	独立完整培养过一届硕士或博士研究生
	专业学位		硕士及以上学位，主任医师和副教授/副研究员	发表 SCI 论著 4 篇，Q2 分区及以上，其中至少 1 篇为 Q1 分区	省部级及以上纵向课题 1 项	

注：[1] 汤森路透分区（Journal Citation Reports）按影响因子，将各学科分类中前 25% 的期刊分为 Q1 区，前 25% ～ 50% 的期刊分为 Q2 区，前 50% ～ 75% 的期刊分为 Q3 区。

（三）研究生师资培训

根据《北京大学医学部研究生指导教师管理办法》规定，研究生导师是研究生培养的第一责任人，负有对研究生进行科学前沿指导、科研方法指导和学术规范教导的责任。建设政治合格、品德高尚、学养深厚和守正创新的导师队伍是保障和提高教学医院研究生教育质量及学术水平的关键。研究生导师必须符合上岗条件，履行导师职责，认真了解学位与研究生教育的政策法规，执行国家、学校关于研究生培训工作的规章制度，确保研究生的培训质量。首次上岗的研究生导师应参加医学部和学院组织的导师培训。高年资的导师将不定期以专题座谈、讲座以及讨论的形式进行经验交流。以北京大学第三临床医学院为例，研究生导师的师资培训根据导师的不同年资主要包括：北京大学医学部导师培训、北京大学第三临床医学院导师培训、北京大学第三临床医学院后备导师培训、定期的教学工作会议、不定期的高年资导师和有专业特长的导师对如何指导研究生等培训过程进行专题讲座。

医学部的导师培训和教学医院的导师培训每年定期举行，要求首次上岗的导师、科室主管教学的负责人和教学骨干必须参加。培训结束后授予研究生导师培训合格证书。培训课程的内容主要围绕如何提高研究生教育质量、有效的师生交流、发现和避免培养过程中潜在的危机事件以及提高导师的学术指导能力等。培训形式主要以专题讲座和经验交流为主。2017—2018 年北京大学医学部研究生导师培训会的具体内容展示见表 2-3。

表2-3　2017—2018年北京大学医学部研究生导师培训

培训目标	题目	培训内容
提高研究生教育质量	北大医学与健康中国	研究生教育发展方向
	北大医学发展的目标与任务	研究生教育发展方向
	学位授予与质量控制	研究生学位
	招生工作简介	研究生招生
	注重细节是保障工作质量的基础	研究生招生
提高导师的学术指导能力	立德树人——建设一流的北大医学研究生教育	研究生培训
	服务需求，提高质量——研究生培训管理简介	研究生培训
	开放互动，合作创新——研究生培训过程管理	研究生培训
良好地与学生进行交流	我当研究生导师的几点体会	导师带教
	医学研究生的带教体会	导师带教
发现和避免学生潜在的危机	明大德，守公德，严私德	研究生思想教育
	谈思想教育与研究生创新素质培训	研究生思想教育

三、毕业后教育的师资培训

（一）住院医师规范化培训的师资培训

1．住院医师规范化培训要求

住院医师规范化培训，简称住培，以培育岗位胜任能力为核心，依据住院医师规范化培训内容与标准分专业实施。培训内容包括医德医风、政策法规、临床实践能力、专业理论知识、人际沟通交流等，重点提高临床规范诊疗能力，适当兼顾临床教学和科研素养[10]。

2．住院医师规范化培训指导教师的师资要求

住院医师规范化培训的师资称为“住院医师规范化培训指导教师”（以下简称“住培指导教师”），是指培训基地相关科室内负责对轮转至本科室的住院医师进行思想和业务指导的在职医师，包括临床和社区带教师资及管理人员[11]。

根据住院医师规范化培训的具体要求，北京大学第三临床医学院规定了住培指导教师的基本上岗条件和职责。规定住培指导教师需取得主治医师及以上职称，熟悉本专业系统的理论知识，具有丰富的临床工作经验，能规范熟练地进行本专业技能操作，熟悉住院医师规范化培训相关政策法规和培训标准，并通过北京大学第三临床医学院临床带教资格考试。

3．住培指导教师的师资培训

为了达到以上要求，教学医院对住培指导教师的能力培训采取了参加国家和北京市统一的住培师资培训、医院统一培训和各专业基地自主培训相结合的方式，要求住培指导教师每3年完成不少于继续教育6学分的师资能力培训，其中国家或市级培训不少于2学分。医院统一组织的住培指导教师师资培训包括指导教师岗前培训、青年教师培训和临床带教资格准入前专项培训等。住培指导教师岗前培训的内容包括住院医师规范化培训有关政策法规、本专业培训标准和临床带教基本功等。其中临床带教基本功的培训不仅渗透在每年的青年教师培训和临床带教资格准入前专项培训中，还体现在日常各专业基地自主组织的各种培训中，如教学查房示范、业务学习等各种教学活动。表2-4所列为某外科住培指导教师在其主治医师第1～3年期间所接受的各级培训。

表2-4 某外科住培指导教师在其主治医师第1～3年期间所接受的培训

级别	培训名称	主办方
国家级	胜任力导向住院医师教育师资培训班	中国医师协会
	全国住院医师教育大会	中国医师协会
北京市级	海峡两岸住院医师规范化培训研讨班	北京医学教育协会
	外科住院医师规范化培训临床带教师资培训班	北京医学教育协会
	住院医师规范化培训师资培训班	北京医学教育协会
院级	住院医师规范化培训指导教师岗前培训	北京大学第三临床医学院
	临床教师培训系列讲座	北京大学第三临床医学院
	见习带教资格准入培训	北京大学第三临床医学院
	理论带教资格准入培训	北京大学第三临床医学院
	住院医师规范化培训与考核管理学习班	北京大学第三临床医学院
科室级	主治医师教学查房示范	专业基地（科室）
	如何指导住院医师修改病历	专业基地（科室）

（二）专科医师规范化培训的师资培训

1．专科医师规范化培训要求

北京大学医学部根据教育部等六部委《关于医教协同深化临床医学人才培养改革的意见》精神，积极探索并建立了专科医师规范化培训要求。专科医师规范化培训的目标是培训具有良好职业素养、扎实医学理论知识和临床技能，能独立、规范地承担本专科常见多发疾病和某些疑难疾病诊疗工作，能够参与多系统复杂疾病的诊疗工作并有独立见解，能指导下级医师的专科初级主治医师[12]。

2．专科医师规范化培训指导教师的师资要求

专科医师规范化培训指导教师（以下简称“专培指导教师”）是指试点培训基地中负责对科室的专科医师进行思想和业务指导的在职医师。专培指导教师的基本职责包括：

（1）督促专科医师遵守医疗法律法规，严格执行医院规章制度。

（2）按照专科医师规范化培训细则要求和培训计划开展临床带教工作，实施指导教师与专科医师定期见面制度。

（3）指导专科医师依据诊疗规范开展诊疗活动，注重临床技能的培训；定期审核专科医师的培训记录，监督和指导专科医师按专业培训细则完成培训任务。

（4）通过多种教学方式，对专科医师的临床综合能力、临床专业能力以及综合素质培训进行指导，对专科医师在培训过程中出现的问题给予指导和协调。

（5）指导专科医师完成基本的临床科研工作并在核心期刊发表 1 篇及以上的论著或文献综述。

（6）协调专科医师与科室和医院管理部门的关系，及时汇报培训过程中存在的问题。

（7）协助完成专科医师培训过程考核工作[13]。

为了满足以上对专培指导教师的要求，需要指导教师熟悉专科医师规范化培训相关政策制度和培训标准，能依据培训要求认真履行指导教师职责，熟悉本专业系统的理论知识。指导教师应具备较强的临床工作能力以及较高的临床带教水平和临床科研能力，并不断在带教过程中积累临床医学理论授课的资历。需要进一步说明的是，不同专业专科医师规范化培训的目标、难度和培训时长有所不同，因此对专培指导教师的职称要求也有所不同。一般来说，处于专科医师规范化培训早期也就是第 4 ～ 5 年的住院医师，可以由具备理论授课资格的主治医师带教。随着进入专科医师规范化培训后期，由于对指导教师的技能要求不断提高，应由副主任医师及主任医师来带教。具备副高级及以上职称的专培指导教师除了应具备较高的专科知识和技术水平以外，还应关注本专科的前沿进展，加强对专科医师临床科研素质的训练和指导。

3．专培指导教师的师资培训

专培指导教师的师资培训目前还处于探索阶段，师资培训课程还在各专业基地不断进行摸索。总体来说，各专业基地应逐渐形成适合本专业特色的系统培训课程。目前，专培指导教师除应参加住培指导教师的师资培训外，还应参加卫生管理部门或医师协会组织的专科医师规范化培训师资培训班，特别是参加以高年资主治医师或副主任医师以上的教师为培训对象的培训课程。

本章小结

在临床医学专业人才的阶梯培养过程中，医学本科生教育是基础，研究生教育是发展，毕业后教育是再提高与延续。医学本科生的师资培训应注重对理论授课与临床技能带教的培训，研究生师资培训应重视对教学师资科研带教能力的培训，住培指导教师和专培指导教师的师资培训应注重对各专科临床实践教学能力的培训。教学医院的管理者应针对医学人才培养各阶段的特点，充分理解各阶段师资培训任务，有效开展相应师资培训，建设高质量的师资队伍。

参考文献

[1] 教育部临床医学专业认证工作委员会．中国本科医学教育标准——临床医学专业(2016)．北京：北京大学医学出版社，2016：1-5.

[2] 教育部．中华人民共和国教育部高等学校章程核准书第 24 号．2014-09-05. http：//www.moe.gov.cn/srcsite/A02/zfs_gdxxzc/201409/t20140905_182101.html.

[3] 北京大学．关于印发《北京大学本科教育综合改革指导意见》的通知．2016-04-05. http：//www.dean.pku.edu.cn/web/rules_info.php?id=75.

[4] 教育部临床医学专业认证工作委员会．中国本科医学教育标准——临床医学专业(2016)．北京：北京大学医学出版社，2016：32-33.

[5] 国务院．国务院关于印发国家教育事业发展“十三五”规划的通知．2017-01-10. http：//www.moe.gov.cn/jyb_xxgk/moe_1777/moe_1778/201701/t20170119_295319.html.

[6] Dent J A，Harden R M. 医学教师必读——实用教学指导．程伯基，译．3 版．北京：北京大学医学出版社，2012：45-46.

[7] 李颜，汪恒，张爱京，等．临床教师准入及培训的启示．医院管理论坛，2018，35(01)：8-9，16.

[8] 北京大学医学部．北京大学临床医学院攻读医学科学学位硕士 / 博士 / 直接攻读博士研究生培训方案．2017.

[9] 北京大学医学部．北京大学医学部研究生指导教师上岗条件．2017.

[10] 国家卫生健康委员会．住院医师规范化培训管理办法（试行）．2014-08-25.

[11] 北京市卫生和计划生育委员会科技教育处，北京医学教育协会．北京市住院医师规

范化培训基地管理规范．北京：中国协和医科大学出版社，2017：223.
[12] 詹启敏，刘玉村．北京大学专科医师规范化培训细则．北京：北京大学医学出版社，2019：1-3.
[13] 北京大学医学部．北京大学医学部专科医师规范化培训临床指导教师管理办法．2016-12-26.

（汪恒　曾进　霍刚　王冠 编写，
王妍　张祺　李颜　袁文青 审校）

第三章　教学医院师资培训体系

第二章曾提到由于不同培养阶段学生的培训目标不同，对相应师资的培训要求也不同。随着临床医师自身的成长，其临床能力和教学能力也在不断提高，对应的临床教师角色随教学对象的不同而发生转换。建立规范化临床教师师资培训体系，需要先针对临床教师成长的不同阶段，明确临床教师应具备哪些能力。在此基础上，根据教师所处发展阶段，按照教师发展规律，设置相应的培训项目。本章主要以北京大学第三临床医学院为例，介绍教学医院师资培训体系。

一、临床教师专业发展阶段

临床教师不同于一般的高校老师，兼具医生和教师的角色。一方面作为临床医生，面对患者，需要提供诊断和治疗服务；另一方面作为教师，面对学生，需要具备“传道授业解惑”的能力。一般来说，教学医院的临床教师需要完成医学本科生、研究生、毕业后医学教育学生的临床带教和理论授课工作。临床教师所面对的教学对象的学习特点随着培养阶段的不同而不断变化，各阶段教学工作对临床教师的能力要求也有所侧重。同时，随着临床医师专业技术职称的不断晋升，其教学能力也在逐步发展。经过实际探索，我们从教学能力发展角度对临床教师的专业发展阶段进行了总结（表3-1）。

表3-1　临床教师专业发展阶段总结表[1]

<table>
<tr><th>临床教师发展阶段</th><th>教师教学能力特点</th><th>对应医师发展阶段</th><th>对应高等教育教师阶段</th><th>教学工作</th><th>承担工作</th></tr>
<tr><td>过渡期</td><td>从医学生向临床教师的角色转化</td><td>住院医师</td><td>助教</td><td rowspan="3">临床教师</td><td rowspan="4">医疗
教学
科研</td></tr>
<tr><td rowspan="2">成长期</td><td rowspan="2">强化教学技能，反思教学效果</td><td>主治医师（1～3年）</td><td rowspan="2">讲师</td></tr>
<tr><td>高年资主治医师（3年以上）</td></tr>
<tr><td>成熟期</td><td>形成稳定的教学特色，在医学教育领域取得一定成就</td><td>副教授-副主任医师
教授-主任医师</td><td>副教授
教授</td><td>临床研究者</td></tr>
</table>

过渡期：教师刚进入一个新环境，没有实际的教学经验，对教学活动及环境认识有限。此阶段的教师关注的重点是教学工作，虽然他们也开始了解学生，但是还没有能力通过改变方式方法增强教学效果。

成长期：此时教师的知识已较丰富，对学生以及教学工作有足够的了解，他们开始寻求新的技能以满足教学的各种需求。这一阶段的教师对教育教学常规已驾轻就熟，开始对教育现象和问题进行理性思考。

成熟期：此阶段教师对教学活动驾轻就熟，对教学环境了如指掌，能从容地进行教学工作并不断尝试新的教学方法。

二、临床教师专业发展阶段与教学任务

建设教师教学能力培训体系的核心是确定培训目标和方向，同时需要结合教师参加教学能力培训的需求与临床教师在从教不同阶段需要承担的不同教学任务和需要参加的教学考核，确定教师教学能力培训体系的内容（表 3-2）。

表3-2　临床教师不同阶段的教学对象及教学内容

临床教师发展阶段	医师阶段	教学对象	承担教学内容
过渡期	住院医师	医学本科生	生产实习
成长期	主治医师（1～3年）	医学本科生	临床见习
		住院医师*	临床带教
	高年资主治医师（3年以上）	医学本科生	理论授课
		住院医师*	临床带教
成熟期	副主任医师（副教授） 主任医师（教授）	上述对象及主治医师	上述教学内容及教学研究、教学评估
		研究生**	科研指导

注：* 住院医师包括八年制医学生二级学科阶段学生、专业学位研究生、北京市一阶段住院医师规范化培训基地学员

** 研究生包括八年制医学生二级学科阶段学生、专业学位研究生、学术学位研究生

过渡期的教师主要处于住院医师规范化培训的第一阶段和第二阶段，这一阶段的教师承担医学生生产实习带教工作。对本阶段教师的培训应以帮助新教师顺利度过过渡期为目标，通过新教师培训，教师对临床教学有了初步的了解。培训内容包括高等教育学、高等教育心理学、高等

教育法规概论、高等学校教师职业道德修养。

成长期的教师处于主治医师阶段，需要完成医学生见习带教教学和住院医师床旁教学的工作。教师需要通过医院组织的临床带教和理论授课资格考核，才能开展相应的教学工作。培训内容包括临床带教课程的设计与实施、医患沟通技巧、教案书写、多媒体课件制作等，旨在提高教师对教学方法的应用能力。

成熟期的教师承担的教学工作主要是对住院医师进行床旁教学，指导主治医师带教、指导研究生、开展教学研究等。相应的培训内容包括教学研究方法、医学教育研究进展等，提高教师教学研究能力。

三、临床教师发展培训项目体系

结合临床教师发展阶段与发展规律，在设计临床教师发展培训项目时应明确培训目标，按照一定原则设计培训内容，分阶段设计培训体系。

（一）培训目标

1．能够比较深入地了解医学教育的基本规律、教学文化和教育理念。

2．能够了解先进的临床教学理念、教学基础理论，掌握有效的临床教学方法。

3．能够胜任各类临床教学。

4．能够发现教学问题，开展教学研究工作。

（二）培训内容设计原则[2-9]

1．专业性

基于教育学及临床教师发展相关研究领域的理论及最新研究进展进行框架设计，同时也参考了世界一流大学及其附属医院的教师教学发展设计方案。

2．实践性

符合医学教育的教学需求，解决北京大学医学教育工作中的实际问题，具备较强的可操作性和实践性，符合临床医学教育的基本规律，教学教法可在教学工作中加以实用。

3．模块化

根据课程内容类型不同，划分成不同的培训模块，尽可能覆盖对教师教学能力发展的多维需求，形成比较科学的培训体系。

4．阶段性

根据临床教师发展的不同阶段与承担的教学任务，设计培训体系课程，涵盖教师成长过程。

5．多样性

每个模块提供必修课程与任选课程，并根据不同课程内容特点采用不同的培训模式，教师现场学习与网络学习相结合，为青年教师提供多样化的选择。

（三）分阶段教师培训体系

根据教师发展的不同阶段和应承担的教学任务，我们设计了分阶段教师培训体系（表 3-3）。

表3-3　临床教师专业发展阶段对应的培训模块与培训目标

<table>
<tr><th>临床教师专业发展阶段</th><th>医师阶段</th><th>教学对象</th><th>承担教学任务</th><th>师资培训模块</th><th>阶段培训目标</th></tr>
<tr><td>过渡期</td><td>住院医师</td><td>医学本科生</td><td>生产实习带教</td><td>岗前培训
师德教育</td><td>提高教学意识</td></tr>
<tr><td rowspan="4">成长期</td><td rowspan="2">主治医师（1～3年）</td><td>医学本科生</td><td>见习带教</td><td>物理诊断学、外科学总论专题培训</td><td rowspan="2">规范临床带教教学方法</td></tr>
<tr><td>住院医师[1]</td><td>床旁教学</td><td>临床带教准入培训
住院医师规范化培训
指导教师岗前培训
主治医师教学查房</td></tr>
<tr><td rowspan="2">主治医师（3年以上）</td><td>医学本科生</td><td>理论授课</td><td rowspan="2">理论授课准入培训
CPR 培训</td><td rowspan="2">提高专业技能，提高理论授课能力</td></tr>
<tr><td>住院医师[1]</td><td>教学查房</td></tr>
<tr><td rowspan="4">成熟期</td><td rowspan="4">副教授 - 副主任医师
教授 - 主任医师</td><td>主治医师</td><td>指导教学</td><td rowspan="4">研究生导师培训[3]
教学研究与教师成长</td><td rowspan="4">开展教学研究，促进教学发展</td></tr>
<tr><td>主治医师</td><td>教学评估</td></tr>
<tr><td>研究生[2]</td><td>科研指导</td></tr>
<tr><td>—</td><td>开展教学研究</td></tr>
</table>

注：CPR，心肺复苏

[1] 住院医师包括八年制医学生二级学科阶段学生、专业学位研究生、北京市一阶段住院医师规范化培训基地学员

[2] 研究生包括八年制医学生二级学科阶段学生、专业学位研究生、学术学位研究生

[3] 所有在岗研究生导师，重点是新上岗导师，以及各科室教学主任

（四）具体培训模块

每一所医院都有独特的教学方针和教学文化，每一名进入北京大学临床医学院的青年教师在开展教学工作前，均需要了解北京大学与“北大医学”的教学文化，了解学校的人才培养目标。临床医学院的青年教师担负着培养医德高尚、医术精湛的高水平医学人才的重任，不仅应掌握临床专业知识，还应懂得教育规律，具有开展临床带教和理论授课的教学能力，更应该具备较高的职业道德修养，并在教书育人的过程中不断修正与提升。我们将不同临床教师专业发展阶段的培训模块总结如图 3-1 所示，并逐一对各个模块进行介绍。

教师发展阶段	过渡期	成长期	成熟期
职业发展阶段	住院医师第一阶段 住院医师第二阶段	主治医师	副主任医师及以上
培训课程	模块一：岗前培训 模块二：师德教育	模块三：临床带教准入培训 模块四：理论授课准入培训 模块五：物理诊断学、外科学总论专题培训 模块六：CPR培训 模块七：住院医师规范化培训指导教师岗前培训	模块八：教学研究与教师成长模块 模块九：研究生导师培训
考核	新教师岗前培训考核	临床带教准入 理论授课准入	导师遴选 教授考核

图 3-1　不同发展阶段培训课程与考核

注：CPR，心肺复苏。

【模块一】 岗前培训：北大医学教学与教师职业发展

培训对象：新入职医师。

培训目标：每一名教学医院的青年教师开展临床教学工作前，均需要了解医院、医学院的教学文化，了解学校的人才培养目标。通过模块一的培训，一方面让青年教师了解高等医学教育的人才培养要求，另一方面也帮助青年教师适应临床医学院的教学环境，了解教学政策与个人职业发展方向。模块一的设计目标是帮助教学医院青年教师了解医学教育的基本规律、医院教学整体情况、教学管理的基本要求。

培训课程：表 3-4。

本模块培训课程的授课教师由北京市高等学校师资培训中心统一安排。

表3-4　新入职医师培训课程

培训课程	学时	课程类型	授课形式
课程 1：高等教育学	24	必修	网络学习与人事处岗前培训合并开展
课程 2：高等教育心理学	24	必修	
课程 3：高等教育法规概论	14	必修	
课程 4：教师职业道德修养	14	必修	

【模块二】　师德教育

培训对象：即将开展临床教学工作的医师。

培训目标：在临床教学过程中，临床教师的思想品德修养会潜移默化地影响学生，因此有必要对临床教师进行师德教育。通过这一模块的培训，使青年教师提高自身师德修养，主动把社会主义核心价值观融入专业教学中，帮助学生扣好医学生涯的第一粒扣子，引领学生健康成长。

培训课程：表 3-5。

表3-5　临床教学准入培训课程

培训课程	学时	课程类型	授课形式
课程 1：如何做好一名教师	1	必修	现场授课 网络学习
课程 2：学习身边榜样，做“四有”好老师	1	必修	
课程 3：遵守科研诚信，提高研究生培训质量	1	必修	
课程 4：德高为师，身正为范	1	必修	

本模块培训课程的授课教师为医院师德先进个人、获得过优秀教师等荣誉称号的资深教师。

【模块三】　临床带教准入培训

培训对象：即将参加临床带教准入考核的医师。

培训目标：临床教师作为医学教育的主体，其对临床带教的理解和认识以及组织临床教学的技巧均会直接影响课程教学的质量。这一模块的培训目标是使临床教师对临床带教的教学方法、教学理念有所了解，引导临床教师认识临床带教，体验临床带教备课过程以及临床带教的教学方法。

培训课程：表 3-6。

表3-6 临床带教准入培训课程

培训课程	学时	课程类型	授课形式
课程 1：高年资住院医师如何高效、高质量完成生产实习带教	1	必修	现场授课
课程 2：如何在日常带教中嵌入沟通技巧能力培训	1	必修	
课程 3：八年制生产实习及住院医师规范化培训临床教师带教经验分享	1	必修	
课程 4：临床带教示范及点评	1	必修	教学示范与点评
课程 5：标准化技能操作视频（内科、外科、神经内科、眼科、耳鼻喉科）	1	选修	网络学习
课程 6：八年制生产实习及住院医师规范化培训临床教师带教经验分享（外科＋妇产科组）	1	选修	
课程 7：八年制生产实习及住院医师规范化培训临床教师带教经验分享（内科＋儿科组）	1	选修	
课程 8：见习带教的课程设计和实施	1	选修	

培训环节的必修内容为集中授课培训的形式，网络学习部分内容由医师根据自己学科特点选择性学习。授课教师为临床带教教学评估中评价结果较好的教师。

【模块四】 理论授课准入培训

培训对象：即将参加理论授课准入考核的医师。

培训目标：临床教师除了完成临床带教的教学工作外，还需要承担临床理论授课内容，为医学生传授临床基本理论知识，因此临床教师对理论教学的理解和教学工作的开展对教学质量有较大影响。通过这一模块的培训，让临床教师对理论授课方法、教学设计、课堂组织有所了解，引导临床教师熟悉理论授课环境。

培训课程：表 3-7。

表3-7　理论授课准入培训课程

培训课程	学时	课程类型	授课形式
课程 1：教案书写	1	必修	现场授课
课程 2：教学设计	1	必修	
课程 3：教学互动与现场示教	1	必修	
课程 4：教学课件制作	1	必修	
课程 5：理论授课示范及点评	1	必修	教学示范与点评
课程 6：教学媒体应用	1	选修	网络学习
课程 7：讲课比赛获奖展示	1	选修	
课程 8：优秀教案展示	1	选修	

培训环节的必修内容为集中授课培训的形式，网络学习部分内容由医师根据自己学科特点选择性学习。授课教师为理论教学评估中评价结果较好的教师。

【模块五】 物理诊断学、外科学总论专题培训

培训对象：即将承担医学本科生物理诊断学、外科学总论临床带教工作的医师。

培训目标：物理诊断学和外科学总论是医学生进入临床学习阶段的基础课程，对医学生打好扎实的临床基础起着重要作用。临床教师的基本技能和操作手法是否标准关系着教学质量。本模块的培训将统一物理诊断学和外科学总论临床带教教师的操作手法，保证教学质量的同质性。

本模块的培训形式为理论讲解、见习带教手法矫正、教学示教。授课教师为物理诊断学、外科学总论带教教学评估中评价结果优良的教师。

【模块六】 CPR 培训

培训对象：即将晋升主治和副高级职称的临床医师。

培训目标：CPR（cardiopulmonary resuscitation，心肺复苏）是医师必须掌握的临床抢救技能之一。按照北京大学第三临床医学院的要求，临床医师在执业医师资格考试前，参加住院医师培训一、二阶段结业考核前，以及晋升高级职称前都需要进行CPR培训。培训按照最新指南进行，包括理论授课和实际操作。定期的CPR培训对于临床医师掌握危重患者抢救方法，提高危重患者抢救成功率有重要的意义。

培训课程：表3-8。

表3-8　CPR培训课程

培训课程	学时	课程类型	授课形式
课程1：BLS课程 §	4	必修	现场授课
课程2：ACLS课程 ¶	8	必修	现场授课

注：§ BLS，basic life support，基础生命支持。

¶ ACLS，advanced cardiovascular life support，高级心脏生命支持。

本模块授课形式为现场集中授课，包括理论学习和技能培训。授课教师为获得美国心脏协会（American Heart Association，AHA）培训导师资格认证的教师。

【模块七】住院医师规范化培训指导教师岗前培训

培训对象：已经通过见习带教资格准入，将对参加规范化培训的住院医师或纳入规范化培训体系培训的专业硕士研究生进行临床带教的教师。

培训目标：通过培训使教师明确住院医师规范化培训的培训目标和培训内容，熟悉国家、地方和培训基地相关的政策、制度，掌握组织住院医师进行教学查房、病例讨论等带教技能，了解专业基地管理与评估的相关要求，为成为一名合格的住院医师指导教师奠定良好的基础。

培训课程：表3-9。

【模块八】教学研究与教师成长

培训对象：将开展教学研究工作的教师。

培训目标：开展教学研究是推进教学改革，加快教学创新的客观要求。教师应考虑自身长远发展，完成教学研究工作。通过本模块的培训，让临床教师对教学研究工作有所了解，能发现和提炼教学过程中遇到的相关问题，开展研究工作，并通过教学研究不断促进教学质量的提高，真正做到教学相长。

表3-9　住院医师规范化培训指导教师岗前培训课程

培训课程	学时	课程类型	授课形式
课程 1：住院医师规范化培训相关政策和制度	—	必修	自学考试
课程 2：住院医师规范化培训管理自我评估	1	选修	现场授课
课程 3：如何培训住院医师临床思维	1	必修	
课程 4：妇产科临床带教及专业基地管理	1	选修	
课程 5：如何做好临床指导教师	1	必修	
课程 6：如何培训医患沟通技能	1	必修	
课程 7：专业基地管理与评估	1	选修	
课程 8：如何进行教学查房	1	必修	
课程 9：如何组织病例讨论	1	必修	
课程 10：住院医师带教示范	1	必修	

培训课程：表 3-10。

表3-10　教学研究培训课程

培训课程	学时	课程类型	授课形式
课程 1：教师的成长历程	1	选修	现场授课 网络学习
课程 2：医生的压力与焦虑应对	1	选修	
课程 3：积极心态，幸福人生	1	选修	
课程 4：认识与调节不良情绪	1	选修	
课程 5：模拟医学教育研究进展	1	选修	
课程 6：医学教育评价现状	1	选修	
课程 7：医学考试命题基本要求——本科生	1	选修	
课程 8：医学考试命题注意事项——应用型题、转博层次	1	选修	
课程 9：教学研究课题设计中的常见问题	1	选修	

本模块培训课程的授课教师为教学管理委员会专家、临床研究方法学专家、医学教育杂志编辑等。

【模块九】 研究生导师培训

培训对象：新上岗导师，全体在岗导师，各科室教学主任。

培训目标：新上岗导师、全体在岗导师、各科室教学主任是研究生教学工作的主要执行者和管理监督者。每位新上岗的导师，均需要具体了解导师的职责和义务，以及研究生的具体培训目标，掌握指导研究生的规范化方式和沟通技巧。研究生导师的师资培训主要包括：北京大学医学部导师培训、北京大学第三临床医学院导师培训，北京大学第三临床医学院后备导师培训、定期的教学工作会议、不定期的高年资导师和有专业特长的导师对如何指导研究生等培训过程进行专题讲座。

培训课程：表 3-11。

表3-11　研究生导师培训课程

培训课程	学时	课程类型	授课形式
课程 1：教师带教	1	必修	北京大学医学部专题讲座
课程 2：研究生教育发展方向	1	必修	
课程 3：研究生培养	1	必修	
课程 4：研究生思想教育	1	必修	
课程 5：研究生学位	1	必修	
课程 6：研究生招生	1	必修	
课程 7　研究生导师师德师风教育	1	必修	北京大学第三临床医学院专题讲座
课程 8：优秀导师分享培养研究生经验	2	必修	
课程 9：专业特长的导师指导	4	必修	
课程 10：研究生后备导师培训	4	必修	
课程 11：研究生培养需要注意的问题	2	必修	

本模块培训课程的授课教师为北京大学医学部研究生院相关领导（北京大学医学部导师培训），北京大学第三临床医学院主管教学院长以及教育处主管老师和优秀导师代表（北京大学第三临床医学院导师培训）。

（五）培训要求

每一个模块的课程分为必修课和选修课。必修课为所有医师都要学习，选修课可以由医师根据自身学科专业和学习兴趣选择参加。其中，临床带教准入培训和理论授课准入培训为授课资格考核必修模块，医师需要参加相应的培训课程才能参加准入考核，通过资格准入的医师才能承担相应的教学任务。

1．按教学对象来说

以北京大学第三临床医学院为例，临床教师在承担本科生临床带教教学工作前，应完成岗前培训，师德教育，物理诊断学、外科学总论专题培训，临床带教准入培训几个模块的培训，并通过临床带教准入考核（详见第四章），方可承担临床带教教学工作；在承担理论授课教学工作前，除了应完成临床带教培训模块外，还应参加理论授课准入培训，并通过理论授课准入考核，方可承担相应的工作。

2．按教师个人发展来说

从临床教师个人发展的角度，应经历住院医师、主治医师、副主任医师及主任医师的发展阶段，承担的教学工作也按照"临床带教—教学查房—研究生带教"的层次发展。

（六）培训课程的组织管理与实施

在制度建设方面，医院高度重视教师培训工作，出台了一系列相关政策性文件，以人事管理政策为依托，加大管理力度。医院将医师参加教学能力培训的情况与授课资格准入、职称晋升、教授考核等工作挂钩。自 2014 年开始，要求所有教师在参加临床带教和理论授课资格准入考核前，必须学习相应的培训课程，学时不达标的人员不得参加教师资格准入考核，从而保障教师培训工作的顺利实施。为了保持临床教师教学的积极性和规范性，医院自 2008 年开始到 2016 年，坚持执行《关于各级医师专业技术职称晋升与教学工作挂钩的规定》文件 [北医三院（2008）教字第 51 号]，不仅明确了医师申请高一级职称必备的教学条件，还对在教学工作中有突出贡献者给予优先晋升的"奖励性"政策。除了晋升职称的要求外，2009 年起，教师还需要参加教授考评，持续推动学科带头人和学术骨干服务医、教、研工作第一线。

在组织管理方面，从医院和科室层面对教学能力培训工作进行管理。在医院层面，由教学院长和教育处处长直接主管，统筹规划，教育处专人负责组织教师培训的实施与评估工作。教育处确定教师培训体系，开设相应的培训课程，组织教师积极参与培训。在科室层面，各科室教学主任和教学秘书负责具体落实教师临床教学的科室考核与评估工作。医院与科室各环节联动共振，共同推动师资队伍的建设。

本章小结

本章系统介绍了教学医院师资培训体系。从医师的教师专业发展阶段角度出发，在把握各阶段发展规律与特点的基础上设计有针对性的培训模块与课程，并对培训的要求与管理机制进行了介绍，供教学医院管理者参考。

参考文献

[1] 汪恒，李颜，王妍．临床医学教师教学能力培训体系的构建与实践．医院管理论坛，2019，36（4）：55-57.

[2] 朱炎军．教学学术视角下的高校教师发展：来自美国的经验．外国教育研究，2017，44（3）：58-70.

[3] 白琳茹．综合医院教学管理工作的探讨．医院管理论坛，2014，31（8）：50-51.

[4] 俞赤卉．基于职业胜任力的医学院校教学发展中心建设的研究与实践．中国高等医学教育，2016，4：41-42.

[5] 华东地区高校教师培训专题组．华东地区高校教师培训现状调查．教师教育研究，2005，17（2）：33-37.

[6] 董玉琦．高校教师教学手册．长春：东北师范大学出版社，2012：25.

[7] 张祺，曾辉．高校附属医院青年教师培训的思考．中国高等医学教育，2013（1）：22-23.

[8] 田贤鹏．研究生导师的动态管理机制研究．学位与研究生教育，2016，5：33-37.

[9] 周新宇，吴文珊，肖瑶，等．青年研究生导师能力提升策略．基础医学教育，2019，7：574-577.

（汪 恒　曾 进　王 冠　霍 刚 编写，王 妍　张 祺　李 颜 审校）

第四章　临床教师资格准入制度

临床教师经过医学相关专业培训，具备相当学历和专业能力，经过系统的教师能力培训，逐渐掌握教育学相关理论知识和教学技能。在正式开展临床教学工作前，组织有针对性的考核和评估必不可少。为了不断提高医学教师临床教学能力、保障教学质量，教学医院在不断完善教师培训体系的同时，应逐步建立临床教师资格准入制度，并在实施过程中不断改进完善，为提升医院的教学质量提供基本保障。

一、教学资格准入的概念

临床教师资格准入分为两个阶段：第一阶段为临床带教资格准入，第二阶段为理论授课资格准入。

临床带教资格是指在北京大学第三临床医学院为临床医学及相关专业本科生、研究生、规范化培训住院医师等各类人员进行临床带教（如见习、实习、技能操作等）的授课资格。具备中级职称人员可申请参加临床带教资格准入考核[1]。

理论授课资格是指在医院承担本科生、研究生、规范化培训住院医师的临床医学专业理论课讲授工作的授课资格。具备中级职称 3 年以上且获得第一阶段临床带教资格的人员可以申请参加理论授课资格准入考核[2]。

二、临床带教资格准入

临床带教资格准入考核采用抽签的方式随机选取相关专业的见习带教科目，要求临床教师现场进行 10 分钟的模拟演示带教。着重从教学组织能力、临床示教方法、语言表达能力三个方面对教师进行考核。

（一）临床带教准入考核的组织管理与实施

1．临床带教准入考核的参与对象

承担临床医学教学任务的所有科室的教师，如果符合以下情况，即具有中级及以上职称且未取得临床带教资格，见习、实习带教时教学评估成绩低于80分（不含80分），或被教学管理委员会指定，均可申请参加临床带教资格准入考核。

2．临床带教资格准入考核评委的组成

临床带教资格准入考核评委由医院教学管理委员会委员、专家评估委员会委员和医院教育处特聘人员组成。

3．临床带教资格准入考核的评分标准

临床带教资格准入考核本着考核带教教师临床教学基本能力的原则，从临床基本技能和临床带教能力两方面对教师进行考核，侧重评价教师的教学组织能力、临床示教方法以及语言表达能力。北京大学第三临床医学院临床带教资格准入考核评分表见表4-1。

表4-1　北京大学第三临床医学院临床带教资格准入考核评分表

评分标准	评审意见
一、教学内容（40分）	
1．概念正确，内容层次分明，符合八年制本科生见习指导的要求	
2．突出重点、难点	
3．符合教学时限要求	
二、示教方法（40分）	
1．充分利用教具、模型	
2．使用教具、模型熟练、得当，示教方法与讲课内容有机结合、相辅相成	
3．示教操作手法规范、准确，展示充分	
4．体现人文关怀	
三、教学语言、教态（20分）	
1．普通话教学，语言规范、准确、清晰、熟练	
2．语言表达生动、富有吸引力和逻辑性，注重启发性和互动性	
3．教态自然大方，着装整洁得体，精神饱满	
总分（满分100分）	
总体评价（请在建议通过或不通过处打“√”）： 建议通过（　）　　建议不通过（　）	

4．临床带教资格准入考核组织流程

为了更好地对准入考核进行管理，在实践过程中，我们对临床带教资格准入的考核组织流程进行了梳理与总结（图 4-1）。

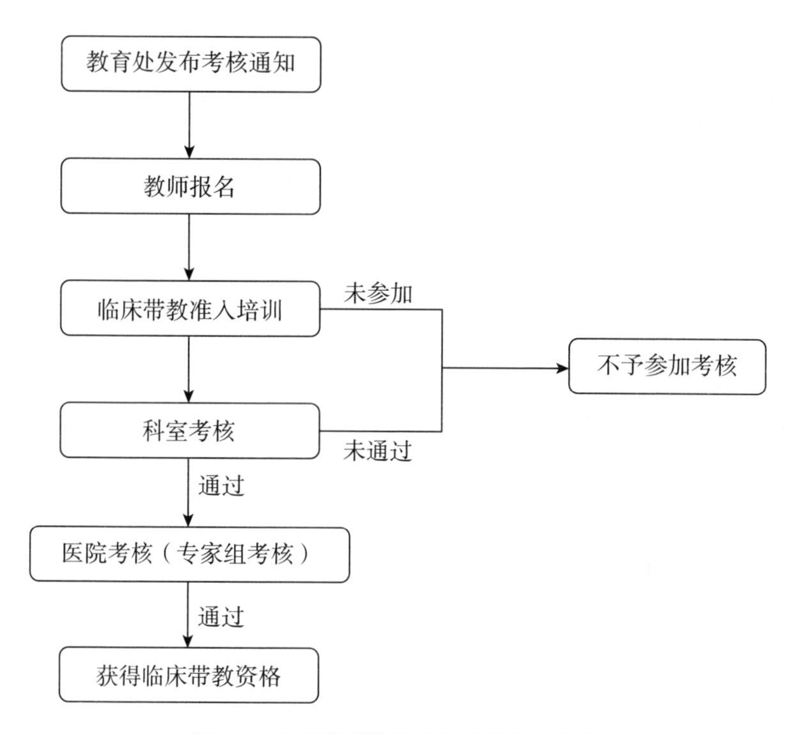

图 4-1 临床带教资格准入考核组织流程

5．临床带教资格准入考核题目

临床带教资格准入考核内容以二级学科（肿瘤科、急诊科、职业病纳入内科系统，运动医学、麻醉科、危重医学科纳入大外科系统）教学大纲为基础，具体内容见表 4-2。

（二）临床带教准入考核的结果

临床带教准入考核专家组由 5 名专家组成，专家根据北京大学第三临床医学院临床带教资格准入标准对考核教师进行评分。如果两位（含）以上专家评定结果为“不通过”或平均得分低于 70 分，则认定为本次考核不通过。通过对临床教师进行临床带教准入培训，北京大学第三临床医学院教师临床带教准入考核通过率获得了逐步提升（图 4-2）。

表4-2 临床带教资格准入考核内容

二级学科	考核内容
内科学	头颈部体格检查、心脏和外周血管体格检查、肺部体格检查、腹部体格检查、神经系统体格检查、胸穿、骨穿、腹穿、腰穿、心肺复苏
外科学	颈部检查法，腹部检查法，乳房检查法，脊柱四肢和神经系统体格检查，洗手、穿手术衣、戴无菌手套，换药，清创缝合，打石膏，导尿，心肺复苏
妇产科学	四步触诊、盆腔检查、助产
儿科学	小儿体格检查、骨穿、腰穿、新生儿气管插管、新生儿复苏正压通气
神经病学	神经系统体格检查、腰穿
眼科学	眼部消毒铺巾、各种视功能检查（远近视力、光感和光定位、红绿色觉、两点辨别、矫正视力）、裂隙灯检查法及直接和间接检眼镜的使用、检影、外眼检查法（眼睑和结膜检查、眼位及眼球运动、眼球突出度测量、瞳孔相关检查）
耳鼻咽喉科学	耳部专科检查、鼻部专科检查、咽喉部专科检查、额镜对光
口腔科学	牙周检查、牙体检查、取印模、口腔局部麻醉
中医学	望诊、脉诊、经脉穴络
康复医学	关节活动度评定、肌力评定、肌力训练
皮肤病与性病学	真菌镜检、斑贴试验、环钻活检术、切除活检术
影像医学	阅片方法及诊断 放射科：①骨折的X线诊断；②大叶性肺炎X线表现；③脑出血的CT诊断 超声科：①正常肝脏超声断面解剖及扫查手法；②肝脓肿超声诊断；③胆囊结石超声诊断；④急性胰腺炎超声诊断
检验医学	血常规、尿常规、便常规、输血、配血型

三、理论授课资格准入

理论授课资格准入考核采用临床教师自选相关专业教学大纲范围内题目，现场模拟理论授课15分钟的形式进行。着重从教案书写能力、教学组织能力、语言表达能力、幻灯片制作或板书书写能力以及英语教学能力五个方面对教师进行考核。

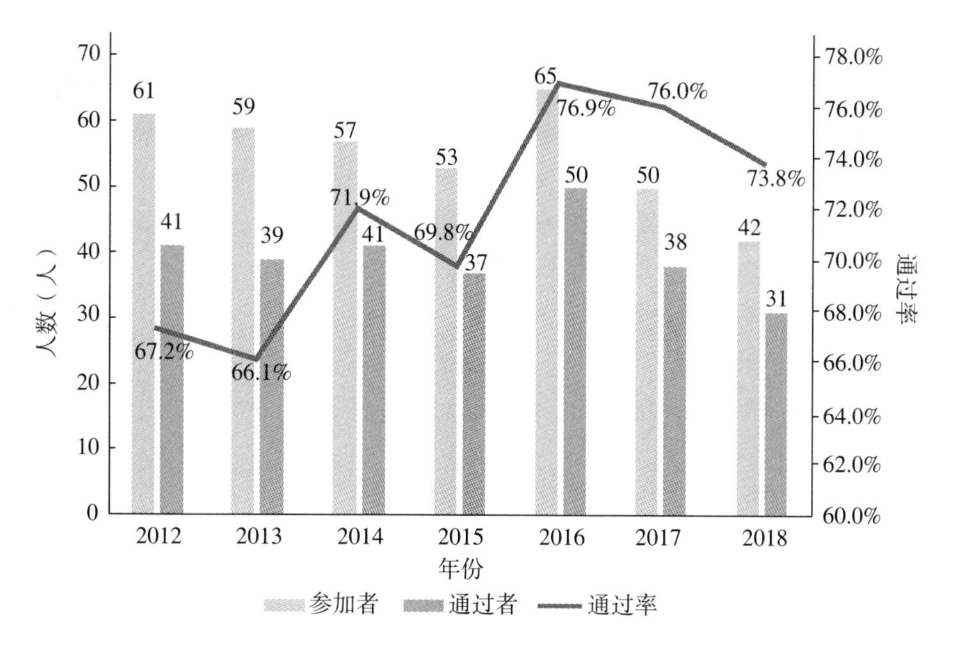

图 4-2　2012—2018 年临床带教资格准入考核通过情况

（一）理论授课资格准入考核的组织管理与实施

1．理论授课资格准入考核的参与对象

北京大学第三临床医学院参加理论授课资格准入考核的教师应具有“临床带教资格”，并符合以下条件：具有 3 年以上（包括 3 年）中级职称，或具有副高级职称、高级职称；理论授课时教学评估成绩低于 80 分（不包括 80 分）；教学管理委员会指定的其他教师。

2．理论授课资格准入考核的评委

理论授课资格准入考核的评委由医院教学管理委员会委员、专家评估委员会委员和教育处特聘人员组成。

3．理论授课资格准入考核的评分标准

理论授课资格准入考核侧重于考查教师的基本教学能力，主要包括：教案书写能力，教学内容设计能力，教学组织能力，英语教学能力，幻灯片制作能力或板书书写能力（表 4-3）。

表4-3 北京大学第三临床医学院理论授课资格准入考核评分表

评分标准	评审意见
一、教案（25分）	
1．教学目的明确，教学思路清晰，教学内容充实，符合教学大纲要求，基本性内容、拓展性内容和进展性内容分配合理	
2．教学过程组织合理，方法运用恰当、有效	
3．文字表达准确，阐述清楚	
二、教学内容（40分）	
1．基本概念正确，内容层次分明，线索清晰，教学重点、难点突出，能体现教案	
2．注重理论联系实际，合理应用临床实例说明教学内容	
3．符合教学时限要求	
三、双语教学（10分）	
1．具有较强的双语教学意识，应用自然得体	
2．外语运用与专业知识讲授有机结合，教学效果良好	
四、多媒体应用（10分）	
1．多媒体课件制作规范，内容准确	
2．多媒体运用娴熟，教学手段（音频、视频）使用得当，突出重点，突破难点，对教学内容起到辅助作用	
五、教学语言、教态（15分）	
1．普通话教学，语言规范、准确、清晰、熟练	
2．语言生动，富有吸引力、逻辑性，注重启发性和互动性	
3．教态自然大方，着装整洁得体，精神饱满	
总分（满分100分）	
总体评价（请在建议通过或不通过处打“✓”）： 建议通过（ ） 建议不通过（ ）	

4．理论授课资格准入考核的组织流程

理论授课资格准入考核组织流程见图4-3。

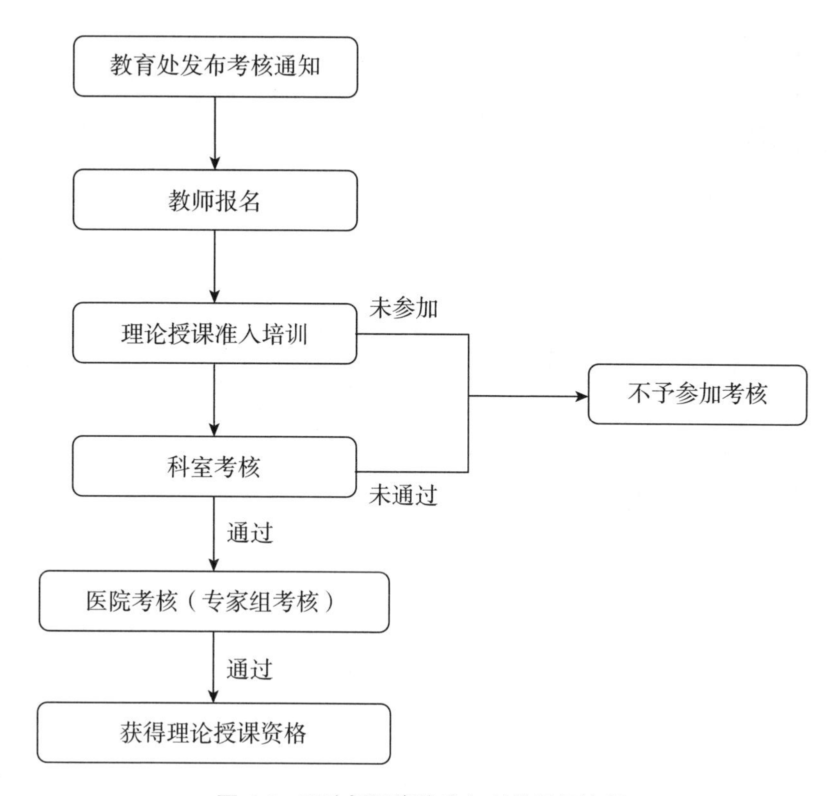

图 4-3　理论授课资格准入考核组织流程

（二）理论授课资格准入考核的结果

理论授课资格准入考核专家组由 5 名专家组成，专家根据北京大学第三临床医学院理论授课资格准入标准对考核教师进行评分。专家评分结果中，两位（含）以上专家评定结果为“不通过”或平均得分低于 70 分，则认定为本次考核不通过。通过对临床教师进行理论授课准入培训，北京大学第三临床医学院教师理论授课准入考核通过率逐步提升（图 4-4）。

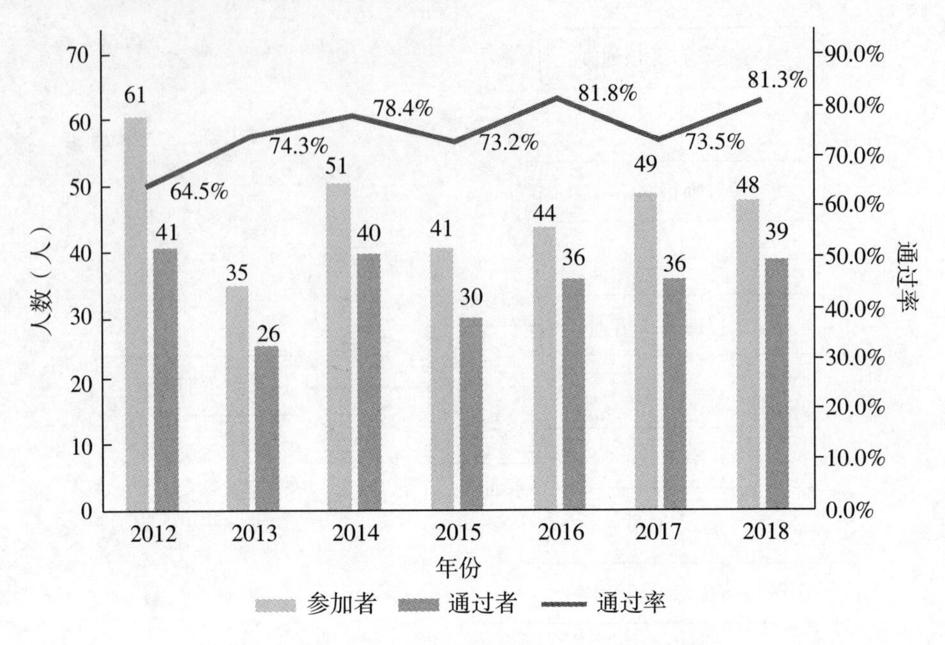

图 4-4　2012—2018 年理论授课资格准入通过情况

本章小结

准入制度从教师队伍建设的入口为师资培训的质量打下基础，是教师发展过程中的重要环节。临床教师资格准入分为临床带教资格准入与理论授课资格准入两个阶段。本章以北京大学第三临床医学院为例，对各阶段准入的管理制度以及具体的准入考核实施情况进行了介绍。教学医院管理者可结合实际，制定符合医院发展现状的师资准入管理制度，保证医院师资队伍的质量。

参考文献

[1] 北京大学第三临床医学院教育处．北京大学第三临床医学院临床带教资格准入工作细则（2016 年修订）．2016-10-20.

[2] 北京大学第三临床医学院教育处．北京大学第三临床医学院理论授课资格准入工作细则（2016 年修订）．2016-10-20.

（李 颜　汪 恒　曾 进 编写，王 妍　张爱京　王 冠 审校）

第五章 临床带教和理论授课的常用方法

临床教师承担的主要教学任务为临床带教和理论授课。临床带教能力是临床教师的基本教学能力，其常用的培训方法包括教学查房、视频反馈教学法等。理论授课能力是临床教师非常重要的一项基本功，其常用的培训方法包括现场授课、翻转课堂、慕课、微课等。本章对每种教学方法按照“定义—前期准备—实施流程—注意事项—评估方法”的思路进行介绍，并展示了针对各个方法对临床教师进行的访谈，以助读者了解各教学方法的实际运用。此外，我们给出了临床见习和实习带教的具体实例。希望通过本章内容，教学管理者可以对临床带教和理论授课常用方法有所了解，临床教师可以掌握并熟练运用相应教学方法。

一、临床带教常用方法

（一）临床见习带教

临床见习是医学生经过临床理论知识学习后，在教师的指导下，深入病房，接触实际，认识病症、体征，获得感性认识的教学环节；是培训学生理论联系实际，培养临床操作技能和临床问题解决能力的重要教学环节[1]。在临床见习带教过程中，教师应特别注重学生职业道德的培养和职业习惯的养成，以及临床思维的训练与临床技能的培训。好的临床见习带教可以帮助医学生将课本所学与临床实际相结合，促进其建立良好的职业荣誉感。本章以北京大学第三临床医学院耳鼻喉科教学为例，详细阐述临床见习带教的实施过程。

1．见习带教的准备工作

（1）临床见习带教师资需要掌握大纲要求内容。临床见习带教师资应该熟悉《耳鼻喉头颈外科学教学大纲》和《耳鼻喉头颈外科学教学实习指导》里要求医学生掌握的内容。教学大纲主要针对理论授课安排，实习指导主要针对临床见习。

（2）临床见习带教师资需要掌握理论授课内容和重点。临床见习带教师资应该旁听理论授课，一方面向理论授课教师学习大课讲授过程和方法，另一方面可以充分了解理论授课的重点、难点和需要见习补充的部分，这样才能有针对性地进行临床见习带教。

（3）合理安排课时。耳鼻喉科见习时间比较短，需要科学合理地安排理论授课和见习带教，使其互相补充。理论授课和见习带教均为20学时。其中理论授课按照耳、鼻、咽喉等常见病进行教授，见习包括了门诊、病房、手术室、内镜室、听力及前庭功能检查中心、过敏原检查、睡眠监测室等临床工作内容。内容丰富且翔实，在临床实践中帮助医学生充分理解理论授课的相关知识。

（4）集体备课。集体备课是耳鼻喉科见习前必要的准备工作之一。集体备课由教学主任主持，教学秘书负责记录，全体理论授课和见习带教师资到场。备课将明确本年度理论授课的重点教学内容，合理安排见习带教的内容和顺序。安排专职人员提醒各位授课教师，同时要求科室全体人员配合临床教学工作，为见习的顺利实施提供保障。

2．见习带教的实施流程

耳鼻喉科见习带教实施流程见图5-1所示。

3．见习带教的注意事项

（1）合理分组：见习带教每大组一般不超过20人，由两名教师带领。第一组参观门诊、内镜室、听力学检查、过敏原检查等，第二组参观病房、手术室、睡眠监测室。这样可以使临床资源得到充分利用，尽可能保证每位学生可以见到理论授课的疾病和典型的体征。

（2）安全问题：耳鼻喉科见习很重要的部分是专科检查法。在咽喉检查过程中，如果需要使用酒精灯加热间接喉镜，需要特别强调安全操作，避免出现烫伤和火灾等安全隐患。取耵聍时，避免损伤鼓膜。

（3）手术室沟通：见习前需要和耳鼻喉科手术室进行通报，同时尽可能安排教学相关手术，比如扁桃体切除、鼻窦内镜手术、耳显微外科手术等。进手术室参观需要注意无菌原则，对于某些见习期间未观察到、又必须了解的手术，比如气管切开术，需要在见习过程中以小讲课的方

准备工作
1. 科室向所有医、护、技人员发出本科生教学通知
2. 协调门诊辅助检查单元
3. 协调耳鼻喉科手术室安排手术见习
4. 相关教学物资准备

见习带教师资确定
1. 通过医院见习带教师资准入
2. 科室进行带教能力评估

见习带教备课
1. 合理设置见习带教师资（老教师带新教师）
2. 讨论并明确见习带教内容（附表）

见习带教授课（专科检查法）
1. 内镜室观看正常解剖结构
2. 带教教师示教正确检查法
3. 同学分组练习，教师巡视纠正
4. 每次见习上课前重复练习
5. 模拟临床接诊练习

见习中使用的方法
1. 微信同步平台（展示不同病变）
2. 门诊患者同步检查
3. 微课
4. 观看录像
5. SP实操

见习考核
1. 见习感想
2. 耳鼻喉专科检查法考核
3. SP考核

图 5-1 见习带教实施流程图

注：SP，标准化病人。

式，通过录像形式向医学生介绍。

4．见习带教的评估方法

同理论授课资格准入标准（见本书第 39 页）。

见习带教访谈

问题1 见习准入前的师资培训课程对您实际授课有哪些帮助？您希望增加哪些内容？

教师1：教学查房的培训很有帮助，希望增加带教老师教学能力的几种理论培训和脱产实践培训。

教师2：教育处可以增加“见习带教方法相关进展”的讲课，将一些新的教学方法传授给老师，以便大家共同学习。

教师3：高质量的师资培训课程是非常必要的，特别是作为师资培训的亲历者和受益者，感受尤深。因为大部分临床教师，尤其是青年教师，缺乏系统的教学方法培训和指导。通过高质量的培训，特别是示范式的培训，能够起到很好的模范教学作用。

教师4：初步建立带教意识，让年轻的临床医师具备教师授课的责任感和使命感；从课程设计、多媒体课件制作、授课技巧等诸多方面，给年轻教师带来全方位的提升；可以新增一些关于新教学方法的授课。

问题2 从科室角度来看，您觉得教师在通过见习准入考核以后，还需要做哪些工作才能真正做好见习或者实习带教？（比如观摩学习、科室试讲、集体备课等。）

教师1：需要进行科室集体备课、科室试讲和试讲评估，及时给予反馈。

教师5：我认为带教老师在见习带教前需要仔细备课，还需要多和学生以及教育处沟通交流，更多了解学生的诉求，比如心脏外科的见习，了解学生们更希望获取哪方面的知识，以便有重点地进行授课。

教师3：科室里可以组织带教老师进行带教示范，会起到很好的引领作用。另外，见习小组人员不宜过多，否则会影响见习带教质量。

问题3 您在见习带教过程中会采用哪些新的教学方法？

教师1：增加见习小讲课，补充理论授课不足，增加学生之间互相实践的操作机会。

教师5：我在见习带教过程中会自己去购买猪心，带领学生通过猪心标本复习心脏解剖结构，了解心脏外科疾病的病变位置，并在猪心标本上模拟心脏瓣膜置换手术。这种教学方式取得了比较好的效果。

教师4：因为小组内同学人数不少，需要分组进行轮转。有时一些门诊的典型病例或者体征，另外一组同学就无法观看。我采用组内微信群的方式，将一些典型病例或者体征发在群里。当天见习结束以后，留15分钟进行小结，将这些病例拿出来简要点评，以便组内所有同学学习掌握。

问题4　您对见习和实习带教的评估有什么看法？您是否能够及时了解自己的评估结果？

教师1：应该做到360度评估，及时给予结果反馈。目前评估反馈结果无法及时查阅，可以利用互联网或客户端等方便教师进行评估成绩查询。

教师3：应该提供便捷的方式，使见习带教老师可以及时查阅上一年度学生的反馈。

问题5　您在进行见习和实习带教的准备过程中，有哪些经验可以分享给年轻教师？

教师1：观摩前辈教学，多和学生接触，通过实践取得经验是非常重要的。

教师6：从科室角度来说，为了保证教学过程及内容的一致性，建议增加新准入医师观摩高年资带教医师教学过程的环节。

教师2：应该提前做好见习准备，包括见习计划、见习安排、小讲课课件等，不能临时做准备；见习时学生较多，应该做到合理分组；带教老师对某些重点操作应该亲自示范（如感染伤口换药等）。

教师4：旁听理论授课大课。见习带教应该和理论授课内容密切相关，不能出现理论授课和见习带教脱节的情况；提前准备课件、图片和视频，便于学生掌握，特别是对于少见情况，比如气管切开术，可以通过视频弥补见习带教的不足。

（二）生产实习带教

生产实习是医学生在系统课理论课程和见习课程安排之后，进入住院医师培训之前的一个重要的过渡阶段，是医学生将理论、见闻和临床实践进行融合的阶段。在生产实习轮转各个科室的过程中，医学生作为住院医师，将通过实践性学习进一步深入了解各个科室的临床工作内涵，体会不同的工作模式，同时提升个人的临床综合能力。对大部分本科生而言，生产实习的经历和感受是进行二级学科选择的重要参考。因此，生产实习是医学生培训过程中十分重要的一个阶段。下面将以妇科病房的生产实习管理为例，介绍我院妇产科对八年制医学生的生产实习安排。

1. 生产实习的准备

（1）学生准备：学生方面的准备主要通过入科前培训进行宣教和督促。在学生进入科室进行生产实习之前，每年都会由科室的高年资医师对医学生进行生产实习岗前培训。岗前培训的内容包括介绍妇产科的历史、概况及特点；生产实习的工作制度，包括工作时间和值班的纪律要求、考勤管理；病房轮转时要求掌握的病种种类及实践操作；实习过程中的课程安排；特殊注意事项等。通过入科前的培训或者动员，住院医师能够对即将进行的轮转安排和轮转目标有一个清晰的认识和定位，从而更高效地配合实习课程的安排，设定个人的目标和计划。

（2）师资准备

1）管理人员：由科室安排专人（病房主治医师）负责生产实习学生的管理工作，包括学生考勤管理和教学管理工作。根据教学计划，制定本科室详细的生产实习教学安排，包括小讲课（案例讨论）、教学查房和临床技能培训等。

2）带教老师：实习期间培训课程的教师为通过医院临床见习带教准入、具有临床见习带教经验的主治医师以上级别者。在病房轮转期间，学生将固定分配给高年资住院医师，在住院医师的带领下进行学习和诊疗。在开展实习教学之前，科室会提前向每一位培训教师发放培训的内容和质量要求，以加强带教教师对教学工作的重视程度，做好提前准备。

2. 生产实习的实施流程

实习的安排如图5-2所示，主要分为课程安排和临床实践。课程主要包括教学查房、讨论课、临床技能培训，以小组形式进行授课。知识方面结合具体病例进行分析讨论。比如，选取妇科常见病症状和疾病（急腹症、盆腔包块和妇科肿瘤）进行讨论。通过典型病例的病例讨论和主治医师查房的形式，使学生深入理解和学习疾病相关的内容。技能培训基于临床技能中心模拟操作，主要培训妇科实习阶段最基础的操作技能——分段刮宫手术，并且在技能培训过程中强化见习带教的操作内容如盆腔检查等。职业素养则基于专业沟通技巧进行培训。通过课程进一步结合临床，强化前期学习的概念性内容，并且通过小班教学及模拟训练进一步加强学生的技能操作能力。

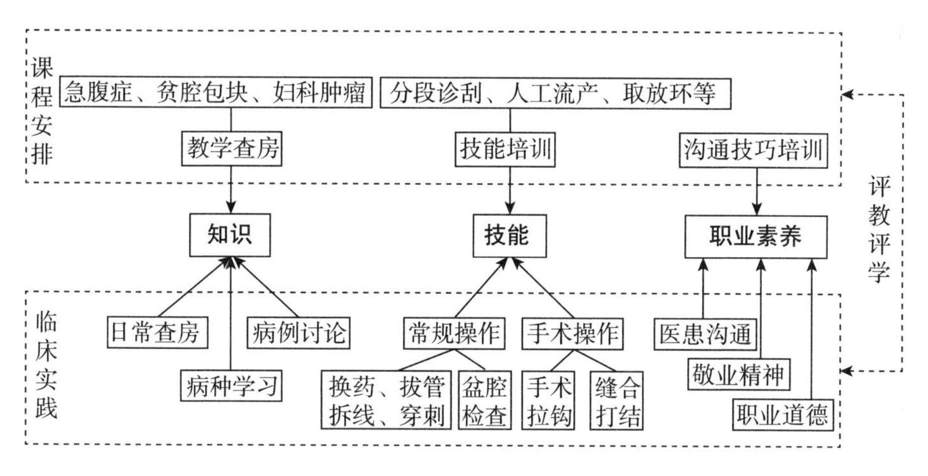

图5-2　妇产科实习安排图示

临床实践是学生在病房专业组一对一跟随高年资住院医师开展的诊疗工作。知识方面，学生需通过接触住院医师收治的每一个病患，结合病种进行复习，进一步深化对知识的记忆和理解。在查房过程中，带教老师通过提问及组织病例讨论来考查学生掌握的内容。技能方面，带教住院医师和主治医师先进行操作示范，并有意识地创造机会让实习学生在充分监督下进行操作；实习同学以参观或者助手身份参与妇产科各项操作，除了临床观摩，也能够练习相应的外科手术基本操作。在临床实践的职业素养方面，主要依靠带教老师的言传身教，实习同学则需要更多地参与医患交流，提高沟通技能，学习沟通技巧。

除此之外，妇产科实习医师还需参加妇产科值班，进一步熟悉夜间和周末急诊患者的诊治流程，同时获得更多的手术实践机会。

3．生产实习的注意事项

（1）建立有效的沟通渠道：由于北京大学第三临床医学院妇产科病房分布在不同楼层，带教教师人数较多，且妇产科临床医师往往会面临临时的急诊手术或者抢救，故需要建立有效的沟通渠道以保证课程的安排和调整。目前，每一批学生实习开始之前都会由教学秘书建立微信沟通群，将实习医师和授课老师纳入交流群。通过发布群公告，提前将整个实习周期的安排发布给实习医师，同时做到每一次重要课程之前有提醒。有任何安排的变动也方便随时沟通。

（2）选择合适的带教医师，强化带教意识：实习医师的临床实践是实习的重要组成部分，因此一对一地安排高年资住院医师是保障教学质量的重要环节。首先，由于妇产科实习医师多为八年制医学生，因此安排高年资住院医师时会尽量选择八年制毕业住院医师。同一学制住院医师会对临床培训的目标更加清楚，同时因为曾有相似的经历和学习需求，也能够给实习医师提供更好的帮助和指导。其次，在安排住院医师带教之前，会由教学团队将实习考勤等要求反复跟带教住院医师及其上级医师进行强化，要求带教老师给学生创造独立思考和动手操作的机会，并及时进行分析、讲解和纠正。同时，通过评估和反馈的方式来激励和督促学生不断改进。

4．生产实习的评估

（1）学生评估：实习医师的成绩由平时成绩和出科考核成绩构成。平时成绩占50%，包括教学查房讨论（80%）、考勤及病历书写（20%）；出科考核占50%，包括临床技能考核、沟通技巧考核和出科笔试成绩。实习期间，实习医师需要在妇产科完成手写妇科及产科大病历各两份，并由带教主治医师进行修改和评分。同时，每一阶段的妇产科实习结束之前，会在出科考核的同时安排“评教评学”。评教评学中的评学部分主要是由带教老师对学生的轮转过程进行评价和建议，指出学生轮转过程中出现的问题，并对将来的轮转工作提出建议。

（2）教师评估：实习过程中会安排科内同行对带教老师进行评价，主要是对主治医师查房的评价。评教评学中的评教部分主要由学生对带教老师进行打分（表 5-1），打分内容包括带教作风、带教水平、给教师的意见以及提名带教过程中带教表现优良的老师。通过学生的打分和评价留言，能够有针对性地体现带教过程中存在的问题，体现带教良好的老师的优点，从而能够对带教老师形成更加有效的反馈，并更好地指导下一次带教人员的安排。

总之，妇产科实习安排的关键是重视教学安排，重视师资力量培训，重视学生感受，以及持续进行教学反馈。

表5-1　教师评价表

<table>
<tr><td colspan="3">带教老师姓名：</td></tr>
<tr><td>项目</td><td>考核细则</td><td>考核成绩
[好（10 分）—较好—一般—差（0 分）]</td></tr>
<tr><td rowspan="5">带教作风和态度</td><td>医德医风良好，工作认真负责</td><td></td></tr>
<tr><td>及时、耐心解答学生提问和疑难问题</td><td></td></tr>
<tr><td>及时指导、修改病历和病程记录</td><td></td></tr>
<tr><td>指导体格检查与医疗操作</td><td></td></tr>
<tr><td>批评注意方式、方法，保护学生的自尊心</td><td></td></tr>
<tr><td rowspan="5">带教水平</td><td>基础知识扎实</td><td></td></tr>
<tr><td>专业技能熟练、标准</td><td></td></tr>
<tr><td>讲解内容深度合适，分析详细</td><td></td></tr>
<tr><td>给学生创造独立思考、动手操作的机会</td><td></td></tr>
<tr><td>介绍新技术、新项目、新进展</td><td></td></tr>
<tr><td>总分（共 100 分）</td><td colspan="2">（可以仅评总分，如有特别好或特别差的项目请在上面标注）</td></tr>
<tr><td>你认为带教较好的老师及理由</td><td colspan="2"></td></tr>
<tr><td>建议和意见</td><td colspan="2"></td></tr>
</table>

（三）主治医师教学查房培训

教学查房是指在临床带教老师的组织下，以真实病例为教授内容，进行归纳总结的临床教学活动。其特点是以学生为主、师生互动，是医学知识传授的一种重要方法。

主治医师阶段是医师成长的中间过程。该群体是医院技术队伍的中坚骨干，是未来学科带头人的后备军。主治医师在医疗活动和教学工作中都具有承上启下的作用。他们刚刚结束住院医师的培训，一方面对培训过程有着切身的体会，另一方面通过资历和学识的积累又即将晋升为副主任医师，具备一定的临床教学功底。因此，强调主治医师素质培训对把好医院医疗质量关、推动医院学科建设以及医师自身发展都具有重要意义[2]。

临床实践中的教学与传统的课堂授课有较大差别，临床收治的患者不会按照教科书"得病"，所以真实病例因具有特殊性而与住院医师在本科阶段的教科书上所学的内容不完全一致。这就需要带教师资具备一定的教学意识和教导能力，能够帮助住院医师了解并掌握相关知识，培训其诊断与鉴别诊断的能力，训练、提高学生的临床思维。

1. 临床教学查房的准备工作

（1）主持查房的主治医师

1）病例准备

- 按照相关专业培训细则的要求确定培训目标，选择有教学意义的典型病例。
- 该病例要有助于培训住院医师的临床思维方式，或者有必要进一步明确诊断和治疗意义。
- 提前和患者做好沟通工作，得到配合和理解。
- 主治医师应该熟悉患者病情，全面掌握近期病情变化情况。

2）教学准备

- 主治医师应该掌握专业教材、经典书籍，以及最新文献及诊治指南中关于此病例的内容，以便能够全面、深入地展开讨论。
- 准备教学课件，涵盖教学内容、重点难点、前沿进展与课后思考。

（2）参加查房的住院医师

1）阅读查房患者的病历，掌握病情变化及临床存在的问题。

2）查阅并复习经典教科书和专业文献、指南。

2．临床教学查房的实施流程

临床教学查房的实施流程。如图 5-3 所示。

主治医师：简要说明本次查房的目的和内容

↓

住院医师：询问病历及查体

↓

住院医师：1. 简要汇报病史，体格检查的重要阳性体征和具有鉴别意义的阴性体征，辅助检查的阳性发现和有意义的阴性所见，特殊检查的结果及意义

2. 给出诊断、鉴别诊断和诊疗计划

↓

主治医师：1. 核对病史

2. 核对体格检查

3. 与患者交流

↓

讨论

住院医师进行分析，主治医师进行补充、纠正和指导

1. 诊断与鉴别诊断
   （1）小结病例特点
   （2）诊断及诊断依据
   （3）鉴别诊断及依据
   （4）点评病历书写
2. 诊疗计划
   （1）病情评估
   - 内科评估：脏器功能、体能状态及相关危险分层
   - 外科评估：手术指征、手术时机、耐受性、风险、围手术期处理

   （2）进一步检查
   （3）治疗方案
   （4）健康指导

↓

总结

主治医师：1. 通过病例应该掌握的内容

2. 思考内容

3. 阅读书籍章节及文献

图 5-3　临床教学查房实施流程图

3．临床教学查房注意事项

（1）参与查房人员应该态度认真，情绪饱满，言语亲切，仪表端庄。

（2）注意培训医德医风，注重专业素质培养，训练沟通技能。

（3）爱护患者，保护患者隐私。

（4）注意启发式教学。

（5）一般时间在1小时以内。

（6）主治医师应该紧密围绕病例特点，进行鉴别诊断，对诊治方案及预后进行讨论，强调诊断的规范性和完整性；强调逻辑性，突出临床思维过程；注重互动，避免每出现一个问题就立刻打断进行纠正，避免成为主治医师单方面的授课。

4．临床教学查房的评估方法

评估教学查房的水平可采用表5-2[3]。

表5-2 临床教学查房评估标准

考核项目	内容要求	分值
查房目的	目的明确，能充分体现对教学对象临床能力的培养	5
准备工作	选择病例适合，对患者病情熟悉；准备工作充分，程序规范	5
指导查房内容	1．指导查房认真，有教学育人意识，能体现医德医风教育	5
	2．能严格要求教学对象询问病史，并结合病例认真核实	5
	3．指导查体规范、标准，并能准确示范，认真纠正不正确手法	5
	4．指导教学对象读片和分析各种报告单	5
	5．指导教学对象做出正确的诊断和诊疗计划	5
	6．结合病例联系理论基础，讲解疑难问题和介绍医学的新进展	5
	7．修改病历	5
	8．引导爱伤观念	5
	9．检查护理和其他问题	5
	10．注重医患沟通，善于交代病情	5
查房方法	1．能结合病例有层次地对教学对象进行提问，训练思维能力	5
	2．合理使用病例资源，掌握临床规范技能	5
	3．善于启发教学对象主动提问，能耐心解答各种问题	5
	4．合理教授英语词汇	5
查房效果	1．强化学习与沟通方法，教会理论联系实际的临床能力	5
	2．查房内容和形式好，有互动，重点突出，时间安排合理	5
总体印象	1．为人师表，礼貌待人，爱护患者，用语规范	5
	2．查房基本模式、过程、效果能达到目的	5

教学查房专家访谈

问题 1 教学查房的目的是什么?

答：用来解决临床实际问题，培训正确的临床思维过程，提高住院医师的临床实际工作能力。

问题 2 您觉得主治医师在教学查房中应具备什么样的能力?

答：组织能力、教学意识、表达能力。

问题 3 您觉得如何做好教学查房? 做哪些准备? 如何设计?

答：首先，要选择合适的病例来进行查房。其次，查房的主治医师和管床的住院医师以及参加查房的人员在查房之前都要去看一下患者的情况，熟悉病历，了解病史和相关信息。在查房的最后，主治医师要对查房的病例进行概括总结。

问题 4 对主治医师最难的是什么?

答：结合患者的情况展开分析讨论，启发住院医师的临床思维并引导其主动提问。

问题 5 做好教学查房的重点是什么?

答：整体查房思路和节奏的把握。遵循住院医师为主，主治医师引导的规律来进行。强调“三基”(即基本理论、基本知识、基本技能)应用。

问题 6 应该做哪些培训?

答：教学查房是在实践中完成的一种学习方法，是一种需要主治医师及副主任医师能够掌握的教学活动。对教学查房的流程应该进行培训。培训的内容可以从病史采集、诊断和鉴别诊断、治疗、总结几方面进行。

问题 7 采用什么样的培训形式? 培训时长和频率如何设定?

答：采用实操的形式，在每天的查房过程中养成习惯，逐渐培养教学意识。总时间控制在 90 ~ 120 分钟，频率因个人情况而定。

教学查房是临床带教过程中的一种教学方法。该方法是培训本科生和住院医师临床思维能力的有效途径，是理论学习到临床实践过程中的润滑剂，在医学人才成长过程中具有非常重要的指导意义和实践价值。教学查房适用于所有类型的培训对象，是教师培训中一项重要的内容。作为有本科教学任务的医院或者住院医师培训基地中的带教师资，熟悉并掌握教学查房的技巧，是合格带教师资必备的能力。当然，教学查房主要应用于床旁教学，受时间、病例特点、患者情况及教学对象和某些客观因素的影响，在培训和实践中具有一定难度，对带教师资的要求较高，需要其具备一定的综合能力。由于教学对象的身份多样和知识结构个体差异等特点，教学查房的顺利开展不仅考验了临床教师的专业能力与素养，更对临床教师的教学组织能力与教学投入提出了更高的要求。

（四）视频反馈教学法

视频反馈教学法是以反馈评估为核心的教学方法。借助录像设备，记录和分析训练过程，从受训者本人、其他受训者和训练者等多个角度反馈训练的进步和不足，从而提高训练水平，改善训练效果[4]。

视频反馈教学法通过形象、生动、灵活地展示受训者的训练过程来规范他们的行为，并加深他们对理论知识的理解，同时通过学生的回顾分析、自我评估来提高学生自主学习的能力和意识，并通过相互讨论培养学生合作学习的精神和学习迁移的能力。

1．视频反馈教学法的准备

录像设备准备：具备可以进行教学录制的条件，可以是摄像头、摄像机等固定录像设备，也可以是手机等移动录像设备，能够清晰记录学生操作过程即可。课程内容准备：有标准的示教录像。

2．视频反馈教学法的实施流程（图 5-4）

3．视频反馈教学法的注意事项

（1）选取的教学内容适合采用视频反馈教学法。

（2）作为示教的标准录像与重要教学资源需要清晰、准确，有讲有做。

（3）了解该项教学内容的学习曲线，找到学生自我学习的合适次数。

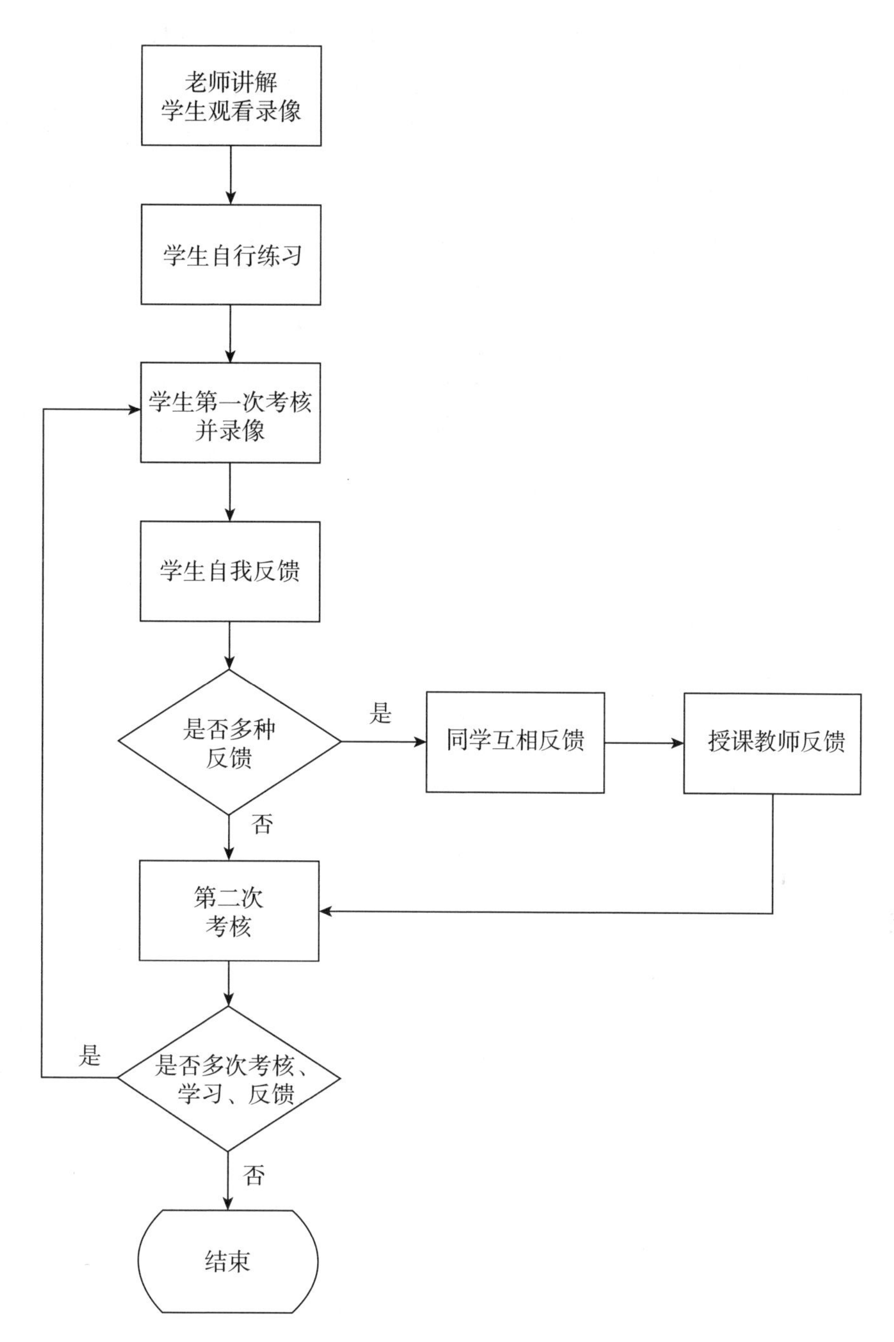

图 5-4 视频反馈教学法流程图

4．视频反馈教学法的应用——在规范化培训骨穿操作中的应用示例

2018年在北京大学第三临床医学院规范化培训学员中有20人自愿参与了骨穿操作的视频反馈教学法应用研究。这20人均为未轮转过血液科、未在患者身上进行过骨穿操作的学生，其中包含了八年制医学生3人，学术型研究生8人，专业学位研究生9人。学生自行观看骨穿操作的标准录像，然后在模拟人身上进行骨穿操作练习，工作人员记录操作时间和学生自我评分；将学生操作录像反馈给学生本人，学生根据自我操作的录像和标准录像进行自我学习反思，重复5次；教师根据学生录像操作进行专家评分，但在学生完成5次操作后再反馈给学生；教师进行现场集中反馈。具体路线如图5-5所示。

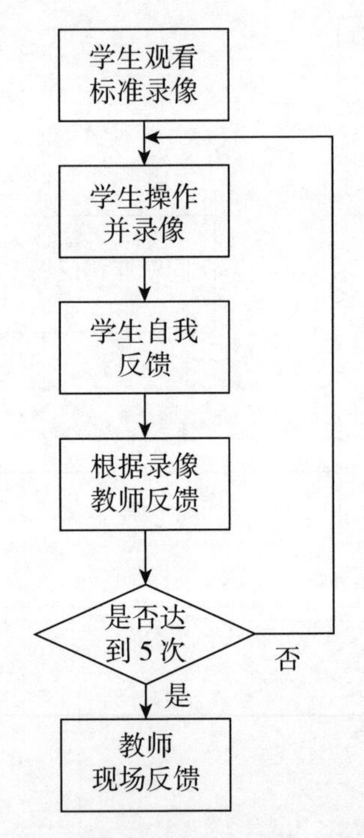

图5-5 视频反馈教学法在规范化培训骨穿操作中的应用路线图

学生5次自我评分不断提高，差异具有统计学意义（$P < 0.05$），说明学生自信心不断增强；不同类型学生（八年制医学生、专业学位研究生、学术型研究生）之间的差异不具有统计学意义（$P > 0.05$）；操作时间差异不具有统计学意义（$P > 0.05$），但从平均值看，操作时间不断缩短，说明熟练程度不断增强；教师评分前 3 次差异具有统计学意义（$P < 0.05$），之后差异不具有统计学意义（$P > 0.05$）。

通过视频教学反馈的自我学习方法可用于规范化培训人员骨穿操作学习；学生通过 3 次自我反馈可以基本纠正部分操作不足，教师可以直接观看第三次视频录像。

视频教学反馈法可以用于医学生、研究生、规范化培训各类学员的教学过程，尤其在技能操作方面具有良好的教学效果。同时，视频反馈教学法可以通过学员的自我学习反思提高学习主动性和教学效果，还可以减少教师教学工作量。但是视频反馈教学法需要有标准的录像和相应录像设备、录像反馈设备，需要相应工作人员的配合。

（五）慕课

随着“互联网 +”应用的逐渐发展，信息通信技术以及互联网平台与传统教育行业进行深度融合，促进了优质教育教学资源共享，其中最为典型的形式为“慕课”的建设理念及应用。慕课又称为大规模在线开放课程（massive open online course，MOOC），通过搭建网络平台，汇聚各高校优质在线开放课程资源，逐步形成在线学习、讨论式学习的新模式。其最显著的优势就是在线互动开放，学生可以根据自己的不同需求，自主安排时间选择课程进行学习[5]。

1．慕课的准备

电脑、脚本、教师、摄像机、软件等。

2．慕课的实施流程

（1）学前分析：包括教的分析与学的分析两大方面。教的分析包括教学内容分析、现有教学条件分析等，学的分析包括学习者学习动机分析、兴趣爱好分析、起点水平分析、认知风格分析、学习条件分析等。

（2）教学目标设计：在学前分析的基础上，应该对一门慕课的教学目标进行初步的确定。教授目标是指教师对课程最终结果的期望，学习目标是学习者对课程学习结果的期望。

（3）教学策略设计：以突出教学效果、有效沟通为原则选择最佳教学呈现模式。

（4）脚本编写：按照之前确定的内容和呈现模式，组织编写拍摄方案和教学课件。

（5）资源开发：教学视频拍摄录制、后期编辑、多媒体资源制作等。

（6）资源发布：资源内容审核校对、课程上线。

3．慕课的注意事项

（1）录制要点：录制背景简洁，最好是白色或是浅色；声音大小合理，摄像角度最好是正面；视频时间不宜过长，慕课的学习者多间断地学习慕课视频，一般为不超过15分钟的短视频。

（2）慕课的制作是一个复杂的过程，与微课不同，个人很难制作，需要团队配合完成。

4．慕课的应用

北京大学第三临床医学院外科教研室把慕课教学引入到外科学总论的动物手术教学过程中，制作网络课程辅助教学，以期提高教学效果。

外科学总论是基础课与临床课之间的重要桥梁课程，在临床医学专业的医学生进入实习医院后进行讲授。其中无菌术、围术期处理等内容是外科学的基本原则和知识。动物手术部分需要学生实际操作，是培训手术技能的重要环节，占全课程近一半的学时。

采用慕课的教学模式，一方面有助于提高学生的学习兴趣；另一方面，对于初学者而言，其自身能力相对比较欠缺，视频课程可以反复观看、学习，无论是对于课前的预习还是课后的复习，都十分便利。此外，针对复杂的操作技能、疑难问题可以进行反复的练习，达到熟练。

（1）动物手术视频制作：录制视频的动物手术由接受了校级培训的两名指导教师配合完成。视频主要用于集中展示外科无菌术的实际临床应用和外科基本操作技术，因此选择了四部分内容：消毒、铺巾、穿手术衣，犬脾切除术，犬阑尾切除术，犬肠切除吻合术。以上内容涵盖了外科学总论教学大纲要求的重点理论知识以及动物手术课程要求学生掌握的操作知识点，如手术人员和术区的术前准备，腹部实质脏器和空腔脏器的切除，肠吻合基本技术，以及切开、止血、结扎、缝扎、缝合等外科基本技术。视频录制后，由教研室负责教师和手术教师共同审阅，去除重复、模糊的步骤，保留完整流畅的手术过程，使每段视频的时间控制在 10 ~ 15 分钟。

视频录制和后期剪辑工作均由专业的课程制作公司完成，从美观性上做一定补充。视频全程配以解说，重要步骤配有字幕说明，易于观众理解。

（2）网络课程建设：在校级网络课程平台上传外科学总论动物手术课程，将手术视频按课程段落放置其中。同时，每节课程在视频之前均制作了相应内容的课件，把学习目标、手术要点和一定的理论知识做一概括介绍，起到提纲挈领的作用，使观看视频更有针对性，同时也便于课后的总结和复习。

（3）测试：网络课程在每节视频之后设置测验环节，将本节的重要知识点以客观题的形式进行测验，学生可以根据测验结果进行自我评价和复习提高。测验结果可以保留在网络课程平台上，便于学生随时查看以及复习时及时弥补知识漏洞。同时，利用巨大的网络资源优势，课程将不再局限于视频的内容，而是将与本节课知识有关的文献、图书等资源进行整合，供学生扩展学习之用。

网络课程平台除了服务于学生学习以外，还可以给教师提供一个更加便捷的互动、评估和总结的空间。在讨论板块，可以回答学生提问，引导学习和布置任务；在数据统计区，可以获得学生学习时间、完成率、测验结果等数据资料，根据这些结果，既可以评价其学习情况，也可以发现学生的共性问题，对教学环节加以改进。

（4）课程改进效果初评：通过对教师的培训，教研室现有相对固定的指导教师团队，统一了理论知识和操作技术。手术演练使实际教学过程更加流畅，学生对授课教师的评分在 95 分以上。

网络课程上线后，邀请部分临床医学生进行了实际体验，学生总体满意度较好，认为对于手术技术的学习模仿起到了一定的促进作用，并且学习时间自由掌握，视频可以反复多次观看。现网络课程已经在实际教学中开始应用，其评分功能也将逐步纳入课程整体评价体系，下一步将收集、整理具体数据进行效果评价。

综上所述，网络课程辅助外科学总论动物手术教学符合当前教学的需求，是对传统教学模式的有益补充，初步应用已经达到预期效果，其长期应用效果有待进一步的研究。

慕课在医学教学，尤其是操作类教学中，凭借时间灵活、在线互动等特点获得认可。但是，慕课不能完全颠覆传统的实体课堂，不能代替老师在课堂上的现场点拨和指导，只能作为课堂教学的一种补充。

（六）微课

“微课”是网络社会“微”时代下的一种新兴教学模式，是使用“微视频”作为记录，综合使用图片、表格、文本等多种资源，依据明确的教学目标，针对某个学科知识点或教学环节而设计开发的在线视频课程资源；其核心在于以学生为中心，根据学生需求，提供便捷的面向学生的学习材料。微课具有显著的“微”特点[6]。一是时间短，通过 5 ~ 10 分钟的教学时间直观展示学习内容。这种时间设计符合学习者的生理特点，能够短时间内吸引学习者的注意力，利于学习、消化，若时间过长，学习者注意力就容易分散，反而不利于知识的接收，影响学习效果。二是知识碎，通过将知识分割成多个知识点，有利于学习者牢记、掌握，通过不断地积累知识点形成知识面，这种学习对于学习内容多而杂的学科尤为适用[7]。

1. 微课的准备

微课以短小精悍的微视频为主要载体，借助在线网络学习环境为实时教学活动和教育服务，需要在网络上搭建微课讨论平台，提供师生之间、学生之间交互协作的机会。平台应具备讨论、答疑、作业发布、协作编辑等功能。

此外，在技术方面，微课要在电脑、平板电脑、手机等移动设备中都能够运行，才能使学生能够随时随地、高效便捷地学习。课程大小要便于传输、共享，课程格式要能够在各种平台中打开。

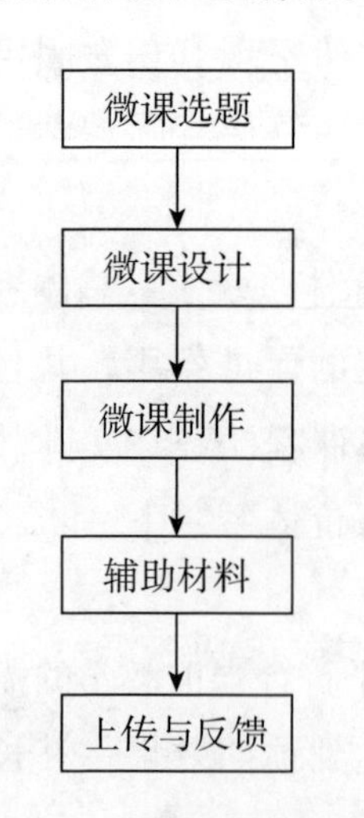

图 5-6 微课教学流程图

2. 微课的实施流程（图 5-6）

（1）微课选题：微课针对特定的主题，如核心概念、单个知识点、某教学环节、教学活动等，应教学目标明确，教学内容清晰，能够在很短的时间内讲解清楚，而且使学习者感兴趣，容易在短时间内掌握。因此，微课的选题要在众多的知识点或教学环节中提炼出重点、难点或兴趣点予以重点解答。微课内容可以是知识讲解、题型精讲、技能演示、总结归纳、知识扩展、教材解读、方法传授、讲学经验交流等。

（2）微课设计：对微课的学习者特征、教学任务和学习内容进行分析，确定合适的学习目标，根据教学内容、教学环节、教学活动和方法确定合适的微课类型和组成要素。

微课设计应遵循时间短、内容聚焦、图文并茂、生动有趣这几个关键原则。时间应控制在10分钟左右。一节微课只讲解一个知识点，所有内容都要为讲述这个知识点服务。

（3）微课制作：视频是微课的核心内容。微课的教学过程要简短完整，包括教学问题的提出，教学案例或情景导入，教学内容讲解，教学活动安排，引导和启发学生开展协作学习、探究学习等。

根据微课的类型不同，可能有不同的教学主题导入方式，但都要快速、准确，力求新颖、有趣，能够很好地吸引学习者。微课在讲解教学内容时要清晰、明确，沿着教学主题逐步展开，突出重点，去除繁冗。视频的背景应干净整洁，不出现无关信息，以免分散学习者的注意力。

（4）辅助材料：除教学视频外，微课还有相关的支持材料以辅助视频教学，通常包括微课教学内容简介、教学设计的方案或学案、多媒体教学素材和课件、教师课后的教学反思、练习测试等。教师根据教学目标、教学内容和教学活动等选择必要而又简明的支持材料即可。

（5）上传与反馈：微课视频和相关材料制作完成后，要上传到相应的网络环境中。教师在平台上进行点评、答疑、反思与更新等。

3．微课的注意事项

在视频制作的阶段，微课的收尾、总结要简洁明了，留出给学生思考的空间。由于微课时间很短，学习内容少，往往都在学习者的短时记忆中，适当而简短的总结可以使学习者对学习内容加深印象，减轻学生的记忆负担。但并不是每个微课教学都需要对学习内容进行小结，给学生留出思考的空间更为重要，教学视频外的支持材料应帮助其进一步学习、总结和拓展[8]。

4．微课的评估

微课的评估应从教育性、技术性和应用效果三方面考虑。

微课的教育性包括教学目标、教学内容组织、教学策略和教学评价等。教学目标应明确，突出教学主题，针对学习对象。教学内容应组织有序，教学环节承接自然，安排合理恰当，知识单元相对完整，课程说明清晰。教学内容表现方式应恰当且形式新颖。视频讲解深入浅出，生动有趣，画面美观，语言亲和，节奏恰当。配套的学习资源适量，与教学主题紧密结合。练习和思考题具有启发性，能吸引学习者主动完成。

微课的技术性包括微课本身的技术性、艺术性和平台环境的技术性与共享性。视频制作应符合技术规范，如分辨率等满足要求。视频、课件画面布局美观协调，文字、色彩搭配合理，符合学习者认知风格。微课的支持材料也要符合相应的技术规范，相对完整，形式尽量多样化。微课平台的技术性包括系列微课的有效组织、检索、访问、浏览、上传与评论等，并能提供学习指导、信息提示、学习者之间和师生之间的在线或离线交互以及学习者与媒体之间的交互，能够追踪记录学习者个人的学习过程，提供相关主题资源等。

微课的应用效果受微课的教育性和技术性影响很大。微课的教育性好、技术性强，其应用效果一般也会比较好。具体表现为点击率、点赞率、用户评价、收藏次数、分享次数、讨论热度等综合评价。

5．微课的应用

北京大学第三临床医学院急诊科把微课教学引入到急诊专科培训中，并借助微信网络平台，尝试构建科学、合理和全面开放的急诊专科培训模式。

（1）搭建教学平台：设立急诊微课教学公众号，在此平台上设置微课教学菜单，教师按照教学计划上传相关的微课及考核内容。学生通过手机微信关注平台公众号，进行微课学习、师生互动和学习评价，从而搭建起一个“手边”的移动教学平台。

（2）构建微课体系：根据急诊专科培训的需要，设置三大板块内容，即必修课、岗位相关课程和交流区。

1）必修课：必修课是急诊培训学员必须修习的课程，并要通过考核。

它根据不同培训学员的培训大纲和要求设置相应课程，按照计划安排课程的学习进度，是培训的重点和基础。此板块下设置急诊科住院医师、全科医师、研究生、本院住院医师、进修医师等小板块，各类培训学员可选择相应课程进行学习。

2）岗位相关课程：根据急诊科不同工作岗位，设立了急诊接诊、抢救室、留观室、急诊病房四个单元；在不同岗位轮转的学员根据自身实际工作的需要学习相应课程，体现了个性化教学。例如，在急诊接诊单元中安排了“高血压急救药物的使用和配置”，此课程结合本院急诊药房的药品情况和急诊科药物配置习惯，重点讲解高血压急救时药物的选择和配置方案；在抢救室单元，针对急诊科目前在用的血液滤过设备，录制了标准的操作视频，制作为“血液滤过操作步骤”微课，供在抢救室轮转的学员学习。此板块的课程不但针对岗位特点设置，而且结合了急诊科目前在用的药物、医疗设备，实践性更强。

3）交流区：供拓展学习和在线答疑，分为知识园地、病例交流和疑问解答三个单元。在这个板块，教师和学员把新技术、新知识以及好的病例上传到平台进行交流学习，并对学习、工作中遇到的问题开展在线讨论，充分体现了教学的互动性。

（3）微课设计与制作：课程设计重点是知识点的微型化处理。急诊专科培训的一门课程往往包括多个知识点，首先要对培训内容按照知识点进行切割，一节微课仅包含一个知识点，一节完整的课程由一系列微课组成。例如，基础心肺复苏的培训内容可以分解成识别与判断、胸外心脏按压、开放气道与人工通气、电除颤等几个知识点，每个知识点制作成一节微课，这一系列微课构成了完整的“基础心肺复苏”课程[9]。

微课时间短、内容精、知识点突出，能补充传统课堂学习内容并能有效开展非正式学习。此外，微课可以通过智能手机、平板电脑等移动设备为学习者提供碎片化、移动式的学习，便于知识的传播与共享。但是，由于微课是碎片化的，不够系统，因此更适合作为教学的辅助而不适合长期的学校教学。

二、理论授课常用方法

（一）传统授课

ADDIE 模型是教学设计的通用模型，主要包括分析（analysis）、设计（design）、开发（development）、实施（implementation）、评估（evaluation）五个阶段，代表教学过程的一系列核心步骤。以教学目标和教学问题为首位，体现教学活动的线性过程：分析学习者的需求，设计学习或教学策略，开发编排教学材料，实施开展教学活动，进行总结性评估和形成性评估。ADDIE 模式如图 5-7 所示。

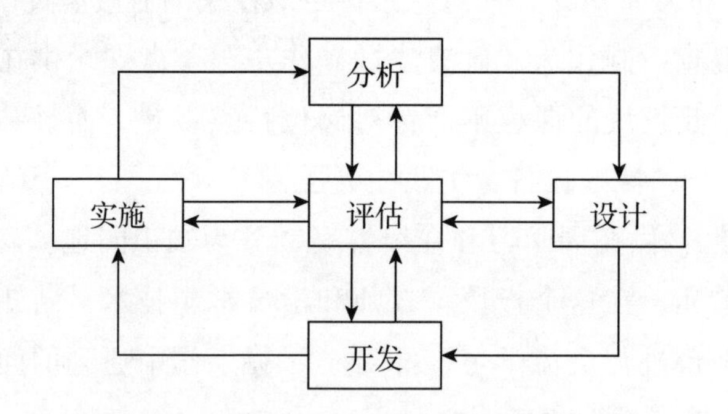

图 5-7 ADDIE 通用教学设计模型流程图

1．分析阶段

分析阶段作为整个模型的首要环节，关键点在于确定教什么。具体来讲，就是要确定客观要素、学习需求和教学内容[10]。

客观要素分析包括学习者和现有资源的分析。学习需求分析主要目的是明确需求、分析任务，需要确定学习者的现状与教学目标之间存在的差距。当学生的现状达不到教师和自身的期望时，就产生学习需求。教学内容分析一般是通过对学习需求的分析来确定的，即学习者应该学习哪些方面的知识与技能。教学内容分析主要是确定本节课的广度和深度以及各部分之间的联系[11]。

2．设计阶段

设计阶段以前期分析为基础，是回答如何教的问题。具体来讲，该阶段为达到教学目标，以教学大纲为依据，根据学生认知结构，对教学过程、内容、组织形式以及教学方法、选择的媒体形式进行确定，包括课程的整体设计以及具体章节的单元设计[12]。

确定教学目标是将总的教学目标分解为可观察、可测量的具体目标。教学策略需要解决的是针对教学的主题怎样将教学内容组织起来，确定运用哪种媒体和手段将教学内容有效地传递给学习者[13]。

安排教学顺序。罗伯特·加涅的九个教学事件理论对教学顺序安排具有重要的指导意义，这九个教学事件包括：引起注意，告知目标，复习旧知，讲授新知，提供指导，组织练习，提供反馈，评定行为表现，以及增强记忆与促进迁移。不是所有课程都需要这些教学事件，在授课过程中可以根据实际情况灵活调整。

3．开发阶段

在设计阶段的基础上，需选择教材资源，编制辅助的教学材料并灵活使用相应媒体手段，以最大化地传递教学信息[14]。

教学材料是为了达到教学目标，经过教师加工后形成的各种材料，比如：临床的案例，典型的病例，PBL/CBL 的预习材料，思考题、练习题等。思考题和练习题有助于启发学生思考，检验学生的学习情况。

PPT 课件是传统课堂教学过程中最常用的课件形式，具有直观、简洁、易操作等特点。高质量的 PPT 课件应具备的特征：①课件简洁、风格统一，让学生有比较舒适的视觉感受；②课件具有较好的逻辑结构，应具备基本封面页、教学目标页、内容页与结束页；③课件应具备适当的交互和动画部分，适当的交互和动画可以启发学生思考、演示原理过程、辅助教师更好地讲授教学内容，确保较好的教学效果。

4．实施阶段

实施阶段基于前期的教学分析、教学设计，结合教学开发的内容，在实际场景中输出教学活动，传递教学方案和教学内容。

在教学过程中可以通过课堂讨论、辩论、学生自主探究、案例分析以及模拟练习等方式有效实施。在实施的过程中应注意帮助学生发现学习兴趣，充分考虑学生层次，注重双向反馈。

5．评估阶段

评估阶段是对教学效率和效果的衡量，贯穿教学过程的始终。教学评估包括形成性评估和总结性评估[15]。

形成性评估是在教师教育教学过程中，为使教师的专业水平继续提高，不断获取反馈信息，以便改进教学而进行的系统性评估。形成性评估贯穿教学的始终，通过问卷调查、个人访谈、案例报告分析等形式了解学生对授课内容及授课教师的意见；同时，教师及时反馈学生的学习情况，形成双向反馈，共同提高。

总结性评估在教学计划实施阶段完成后进行，就知识传递、学习成效、学习态度等方面进行考查和跟踪。依据调查结果确定本次教学活动是否有效，教学效果是否实现教学目标，是否修正或继续沿用教学设计活动策略。

（二）翻转课堂

翻转课堂（flipped classroom 或 inverted classroom）是指重新调整课堂内外的时间，将学习的决定权从教师转移给学生。翻转课堂首先由教师创建教学视频，学生在家或课外观看视频讲解，然后再回到课堂中进行师生之间、学生之间面对面的分享，交流学习成果与心得，以实现教学目标为目的的一种教学形态[16]。

1. 翻转课堂的准备

教育技术和教学资源是翻转课堂的关键因素，也是准备工作中的重点。在翻转课堂中，无论是教师进行微课制作与发布，还是学生课后观看学习微课，以及教师指导学生开展个性化与协作化的学习，都离不开计算机与网络技术。教学组织者应该从硬件和软件两方面为翻转课堂的实施提供保证。硬件方面，配置高性能服务器，增加教学网络的带宽，以保证微课在网络中流畅播放；准备专门的计算机教室，为学生提供学习环境；为进行翻转课堂教学的教师提供相应的设备支持，以保证微课的制作质量。软件方面，在校园网中提供成熟、先进的教学平台，保证教师微课的发布以及教师与学生的交流互动；对学生进行有关翻转课堂的培训，让学生能够使用相关的信息技术进行微课学习并开展协作化学习，以尽快适应这种新型教学模式。

在此基础上，教师应准备好教学资源，提供一些参考书籍、电子课件、微视频课程等。其中，微视频的制作是资源准备中的核心内容。根据每节课的课堂目标，为学习者准备不同数量的微视频，每个微视频只介绍一个知识点或呈现一个案例。针对视频设置课前练习题，教师应根据学生已有的认知结果，合理设计练习题的数量和难度。

2．翻转课堂的教学模式（图 5-8）

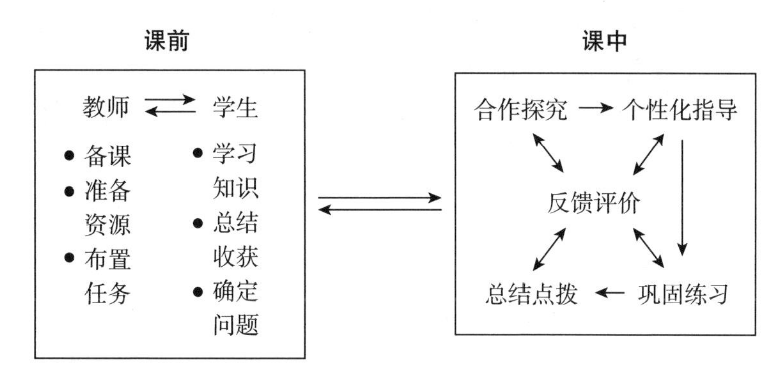

图 5-8　翻转课堂教学模式图

翻转课堂的整体教学过程分为课前和课中两部分。其中，课前教师和学生承担不同的任务，教师负责制作微视频课程、提供丰富的资源、布置任务等，学生按照教师的安排自主学习；课中教师作为指导者引导学生交流讨论、巩固练习 [17]。

（1）开展课前活动：教师将课前学习任务明确告知学习者，并在学生自学后统计学生的问题，及时了解学生的自学情况。

学生了解教师布置的任务后，自行选择观看教学视频的时间和节奏，记录自己的收获。学生在观看视频后，要完成教师提前布置好的练习，记录疑惑以便下一步的互动交流。

学生在家可以通过微信、QQ 等社交媒体与同伴进行互动交流，分享各自的学习收获，探讨在观看视频及练习过程中遇到的疑惑，互相解答。对于同伴之间解决不了的问题，可以远程反馈给教师，进行师生交流，教师对学生进行个别指导并帮助学生解决难题。

（2）组织课堂活动 [17]：合作探究阶段由教师安排任务或提出相关问题，以小组合作的形式来完成。学生可以与学习伙伴充分讨论自主学习时遇到的问题，或者根据教师布置的任务发表自己的观点。

个性化指导阶段是教师为各个小组答疑解惑的过程。每一个小组在合作探究阶段都会遇到不同的问题，教师根据学生不同的问题进行个性化指导，为每个小组答疑解惑，因材施教。

根据教师的个性化指导，小组内部同学总结收获，巩固练习课程的重点难点，加深印象。如若练习时间充裕，则可与其他小组同学进行组间交流，将自己遇到的问题和需要注意的地方与他人分享。

在总结点拨阶段中，首先由几个小组的学生代表总结本次课程的收获及已解决的疑难点。之后教师针对各个小组出现的问题将重点问题与重点知识集中讲授，对整节课的知识进行系统化的梳理以引起学生的注意，并对课程学习过程进行总结。

反馈评价阶段是课程的最后环节，教师要从学生个人、各个小组以及整体的角度，对课程进行整体评价，重视评价的多元性和公平性，以激励为主。之后教师可以引导学生进行课后的复习。同时，教师应注意引导学生积极探索以及培养交流协作的精神，在潜移默化中提高学生自学能力和问题解决能力。

3．翻转课堂的注意事项

翻转课堂形式上由“先教后学”转变为“先学后教”，课堂教学结构的变化带来了师生角色的转变。“先学后教”，教师不再在课堂时间内把整节课内容按教学进度全部讲完，而是通过学案、微视频、课前检测等帮助学生“先学”，引入课堂学习后留给学生更多思考、发问和讨论的时间[18]。

此外，在翻转课堂中，教师要注意观察学生实时的动态表现，及时发现存在的问题并提供指导；对于性格有些内向、较少参与团队协作互动的学生，同时还需要提供适宜的交互策略，促使小组活动开展得更加顺利。

4．翻转课堂的应用[19]

复旦大学公共卫生学院将翻转课堂应用在流行病学课程的部分教学中，对课前设计、授课环节、课堂交流以及反馈评价这四个方面进行设计。

（1）课前

1）制作微视频：复旦大学公共卫生学院对教学内容进行了细致研究，

选取“现况研究、筛检、因果推断”这三部分内容，采取翻转课堂模式，将 PPT 课件演示、Flash 动画、语音等有机结合起来，制作 10 ～ 15 分钟的微视频。此外，翻转课堂模式中视频教学属于单向教学，为了使学生积极参与到视频及相关资源的学习中去，视频中添加了提问和思考题，以增强互动，集中学生观看视频的注意力。

2）课前测试：教师课前 1 周左右将教学视频和教学任务分发下去，提醒学生带着任务去观看视频，记录遇到的问题与发现，并对学生开展针对性的测试练习。最后由教师结合学生的提问和测试结果，总结提炼出有价值的内容作为课堂讨论的议题。

（2）课中：授课前先依据教学任务对学生进行分组，并选出组长，每个小组有相应的学习任务和议题，由组长负责监督任务实施情况并及时反馈。

1）自由探索：根据观看视频时提出的问题和分配的任务，由每个学生自己去寻找资料，由点及面，逐步通过阅览和思考形成答案。学生在这一自学过程中可自由接触大量的学习资料，初步形成该部分教学内容的知识体系。

2）在线互动：在翻转课堂实施过程中，网络在线平台全程开放。在观看视频时，学生有不理解的地方，可与教师在线探讨互动或发送电子邮件提问，也可通过微信进行群体沟通交流。对在自由探索过程中发现的问题可以提出咨询或沟通交流，学生完成的学习报告也可通过网络平台提交用于个人评价。

3）团队协作交流：学生以小组为单位，先在组内进行讨论、交流，对问题和任务进行沟通和论证，再由每组选出代表进行总结汇报，其余人补充，小组每个成员都应尽量参与发言。最后，组与组之间对所研究的问题进行陈述和讨论，相互交流在自由探索中的发现和心得体会。

4）反馈评价：一方面是对学习结果的考核评价，包括平时成绩、在各个章节教学结束后进行相应内容测试的成绩以及全部章节学习结束后的考试成绩，按比例汇总为综合成绩，总分 100 分。另一方面是对学习过程的评价，重点评价学习态度、学习方法与协作能力。包括独立探索时的主观能动性、学习计划和实践安排、任务的完成度以及课堂讨论交流时的参与程度，体现出的逻辑思维能力、总结和归纳能力、语言表达能力及沟通和组织协调的能力等。

翻转课堂最为突出的特点是重新建构了学习流程，将学习的决定权从教师转移给学生。但这种方式也存在一定局限性。第一，课前观看视频较为费时。根据课程设计，对微视频的观看需要课下完成，我国大部分高校，尤其是医学类专业的通识课程设置比较紧凑，难以保证足够的课前时间完成教学视频的自主学习。第二，大班授课难以保障知识内化。我国高校的专业课通常都是大班授课，学生人数较多，在较短的课上时间让每个学生都完成知识内化难度很大。翻转课堂将学习的主动权从教师转移给了学生，教师更多地担当了指导者和促进者，成为与学生互动交流的伙伴，有利于因材施教。此种教学形式更适用于知识点固定、规律性讲解，学生自学起来难度不会很大，以及以技能、操作内容为主的情况。

本章小结

采用教学查房、视频反馈教学、慕课及微课等教学方法可以有效提高临床带教和理论授课的课堂效果，激发医学生的兴趣爱好。初学者应该注重各种教学方法的适用条件，因材施教，因课选“法”，才能达到临床教学目的。教学医院管理者应鼓励对授课方法的改革与创新，保证、提高教师培训的参与率。

参考文献

[1] Dent J A，Harden R M. 医学教师必读——实用教学指导．程伯基，译．3 版．北京：北京大学医学出版社，2012：45-46.

[2] 杨雪琴，王东，王阁．现代医学模式下主治医师应具备的素质．重庆医学，2009，38（12）：1548-1549.

[3] 北京市卫生计生委科教处．北京市住院医师规范化培训指导教师带教规范培训教学查房规范．2014.

[4] 谢远龙，简道林，刘菊菊，等．视频反馈教学方法在临床技能训练中的应用研究．中华医学教育杂志，2013，33（3）：403-405.

[5] 王秋月．“慕课”“微课”与“翻转课堂”的实质及其应用．上海教育科研：专题研讨，2014，8：15-18.

[6] 庞敬文，张宇航，王梦雪，等．基于微课的初中数学智慧课堂构建及案例研究．中国电化教育：学习资源与技术，2016，5：65-71.

[7] 李婉嘉，徐晶．微课开发与应用研究．软件导刊，2013，12（11）：85-87.

[8] 孟祥增，刘瑞梅，王广新．微课设计与制作的理论与实践．远程教育杂志：理论前沿，2014，6：24-32.

[9] 沈林霞，马青变．基于微信平台的微课教学在急诊专科培训中的应用研究．中华医学教育探索杂志，2017，16（4）：411-414.

[10] 刘永建，魏章友．基于 ADDIE 模型的管理学基础教学改革探讨．中国教育技术装备：课程改革，2017（12）：115-117.

[11] 张祖忻．教学设计：原理与应用．北京：高等教育出版社，2011.

[12] 于倩倩，尹呈良．基于 ADDIE 模型卫生经济学教学模式的研究．中国高等医学教育：教学管理，2015（2）：73-74.

[13] 徐子雁，凡妙然．基于 ADDIE 模型的翻转课堂的教学设计研究．中国教育技术装备，2014，16：71-73.

[14] 李向明．ADDIE 教学设计模型在外语教学中的应用．现代教育技术，2008，18（11）：73-76.

[15] 陈肖庚．ADDIE 教学设计模型在成人教育培训中的应用．成人教育，2011（1）：38-40.

[16] 苌梦可．翻转课堂视角下教师角色的转变．社会科学前沿，2018，7（8）：1374-1379.

[17] 陈怡，赵呈领．基于翻转课堂模式的教学设计及应用研究．现代教育技术：教学研究，2014，24（2）：49-54.

[18] 祝智庭，管珏琪，邱慧娴．翻转课堂国内应用实践与反思．电化教育研究：课堂与教学，2015，6：67-71.

[19] 钟晓流，宋述强，焦丽珍．信息化环境中基于翻转课堂理念的教学设计研究．开放教育研究，2013，1：68-64.

（曾进 姚颖 张祺 张爱京 何旋 霍刚编写，

王妍 王冠审校）

第六章　科研带教能力培训

科研带教是研究生师资培训的重点。研究生的培养模式为导师负责制，导师的指导能力与水平是影响研究生培养质量的关键因素。研究生科研能力培养是研究生教育的核心内容，研究生的课题设计、课题实施、数据分析及论文撰写等科研训练全过程都需要导师给予具体的指导。因此，导师在研究生科研能力培养过程中起着至关重要的作用，对导师或准导师科研带教能力进行培训必不可少。

一、研究生科研能力培养要求

研究生科研能力指研究生在各学科领域完成各种科学活动所需的能力，即研究生能顺利完成导师布置的科研任务所需的能力。导师对研究生科研能力的培养，主要是对研究生开展科学研究给予具体指导。通过定期的师生见面及课题组会汇报等形式，导师需要指导研究生阅读本专业文献，掌握课题相关的背景知识，讨论课题进展中遇到的问题及对策，提供正确的科研思路与方法；同时，也要督查研究生的科研工作进度等。上述指导方式应贯穿课题选题、开题、中期报告、结题、发表论著、论文撰写及学位答辩等全过程，不断提高研究生发现问题、查阅文献、总结归纳、实验设计、组织实施及科研表达等能力。下面，以北京大学第三医院为例，详细阐述研究生科研能力培养的具体内容。

（一）科研技能规范化培训

在研究生正式进入实验室开展科研工作之前，由北京大学第三医院中心实验室制定科研技能规范化培训的课程模块，包括必修模块和选修模块；同时结合研究生自身情况和课题需要，由导师为研究生指定专项课程，形成个性化的课表。表 6-1 为课程模块的选课表模板。

表6-1　研究生规范化科研培训选课表

姓名：　　　　　　　　　　　　　　　　　　学号：

课程编号	课程内容	选择划“○”
	实验基本技能	
BSLO	实验室基本技能培训（16 学时） （学术型硕士必修，学术型博士选修）	
	实验高级技能	
	基因表达水平变化与疾病表型相关研究	
GT-1	基因检测和分析技术（12 学时）	
GT-2	基因功能研究技术与表观遗传学研究技术（12 学时）	
GT-3	利用生物信息学网络数据库，加速和优化疾病与基因功能相关的科研（4 学时）	
GT-4	细胞衰老的机制及其与疾病发生、发展的关系（4 学时）	
	科研设计	
RD-1	科学基金申请书的撰写规范与实例分析（4 学时）	
	流式细胞术应用基础	
FC-1	流式细胞术应用基础（8 学时）	
	疾病相关常用现代组织病理学检测与分析技术	
PT-1	常规病理组织取材固定、石蜡及冰冻包埋、石蜡及冰冻切片、HE 染色（8 学时）	
PT-2	免疫组织化学染色及图像的标准化采集（8 学时）	
PT-3	免疫荧光双标染色及图像的标准化采集（8 学时）	
PT-4	专业图像分析软件 Image Pro Plus 的实例应用（4 学时）	
	细胞培养相关基础理论和实验技术操作	
CC-1	细胞培养基础（4 学时）	
CC-2	贴壁细胞的培养（4 学时）	
CC-3	细胞免疫荧光染色及图像的标准化采集（8 学时）	
CC-4	细胞形态、活力检测基本方法（4 学时）	
	医学生物样本库基础理论和实验技术操作	
BB-1	血液、组织样本采集、制备、保存 SOP（4 学时）	
BB-2	DNA/RNA/ 蛋白质样本采集、制备、保存 SOP（8 学时）	
	体内药物分析的理论和技能	
PA-1	高效液相色谱技术（HPLC）（6 学时）	
PA-2	液相色谱 - 质谱联用技术（4 学时）	
		导师签字：

注：SOP，标准作业程序。

（二）科研创新能力培训

研究生的科研创新能力是提高研究生培养质量的关键所在，其培养贯穿于研究生培养全过程。为了全面提升研究生的科研创新能力，学院、科室及导师层面可以采取以下几方面措施：

1．开设研究生科研创新培训系列课程，提升研究生的创新能力。表6-2为北京大学第三临床医学院开设的研究生科研创新能力培养课程，包括基本方法类、学术创新类、学术加油站、前沿进展类等。旨在加强学科交叉融合，拓宽研究生的科研思维，提高研究生科研创新能力。

2．搭建学术交流平台，激发研究生的科研创新思维。学院及导师积极鼓励研究生参加国际、国内的学术会议，短期出访以及申请国家留学基金管理委员会的CSC项目，拓宽研究生的国际视野。

3．举办多种形式的科研活动及竞赛，营造浓厚的研究生学术氛围。学院多年来一直坚持开展研究生集体开题、学霸达人秀、学术之星评选等活动，旨在让研究生养成学术志趣、提升学术能力及恪守学术道德，从而发挥朋辈榜样引领作用，营造良好的学术氛围。

4．加强研究生导师队伍建设，定期举办导师培训会，着重从师德师风教育、研究生管理规定、导师科研带教经验分享等方面加强导师对研究生科研创新意识的培养。

二、研究生科研带教的师资要求

（一）导师

必须符合北京大学研究生导师上岗条件的要求（详见第二章“二、研究生师资培训”），方可指导研究生。学院每年都会根据导师上岗条件，对研究生导师进行遴选。要培养创新型的研究生，首先要有创新型的导师，这就要求导师必须具备扎实的基础知识、广博的视野以及善于开拓创新的能力。导师主要负责研究生培养全过程的科研带教以及课题实施的具体指导，包括选题、开题、中期报告、结题、论文书写、学位答辩、发表论著及参加学术交流等。科研探索的过程中会遇到各种问题，与传

表6-2　研究生科研创新能力培养课程

序号	课程类型	课程名称	授课对象
1	基本方法类	研究生开题报告应注意的问题	第二年研究生
2	基本方法类	学位论文撰写规范化的基本要求 1	毕业年级研究生
3	基本方法类	学位论文撰写规范化的基本要求 2	毕业年级研究生
4	基本方法类	文献数据库检索	第一年、第二年研究生
5	基本方法类	学术论著投稿须知以及图表制作规范	第一年、第二年研究生
6	基本方法类	论著及专利署名规范	全体研究生
7	基本方法类	研究生学位论文答辩注意事项 1	毕业年级研究生
8	基本方法类	研究生学位论文答辩注意事项 2	毕业年级研究生
9	基本方法类	科研基金制度简介和项目申请书的撰写 1	全体研究生
10	基本方法类	科研基金制度简介和项目申请书的撰写 2	全体研究生
11	基本方法类	实验室技能操作规范	全体研究生
12	基本方法类	临床数据统计分析方法在医学研究中的应用	全体研究生
13	基本方法类	研究生科研技能规范化培训	第二年学术型博士研究生和硕士研究生
14	学术创新类	科研思维以及学术论文撰写 1	全体研究生
15	学术创新类	科研思维以及学术论文撰写 2	全体研究生
16	学术创新类	科研与创新	全体研究生
17	学术加油站	优秀研究生（国家奖学金、创新奖获得者）经验分享	全体研究生
18	大师讲坛类	医学研究的科研诚信与科学精神	全体研究生
19	前沿进展类	医学相关的前沿交叉学科研究进展	全体研究生
20	前沿进展类	生物化学与分子生物学研究进展 1	全体研究生
21	前沿进展类	生物化学与分子生物学研究进展 2	全体研究生
22	前沿进展类	生理学研究进展	全体研究生
23	前沿进展类	病原学研究进展	全体研究生
24	前沿进展类	免疫学研究进展	全体研究生
25	前沿进展类	人体解剖与组织胚胎学研究进展	全体研究生
26	前沿进展类	神经科学研究进展	全体研究生
27	前沿进展类	细胞生物学研究进展	全体研究生
28	前沿进展类	病理学研究进展	全体研究生

统的知识学习有很大差别，有可能耗费了很多时间和精力却一无所获，有可能发现之前的设想无法继续完成，有可能会遇到多种干扰因素而非常困惑。科研工作的特殊性需要导师具备一定的科研素养和前瞻能力，从大方向上避免学生误入歧途，避免浪费不必要的时间和精力。

（二）指导团队人员

除了研究生导师，学院规定可以聘任副导师、第二指导教师以及指导小组成员，共同构成研究生导师指导团队。表 6-3 为北京大学第三临床医学院关于研究生导师指导团队人员的资质要求。

表6-3　指导团队人员资质要求

学生类型	副导师	第二导师	指导小组成员	备注
学术型博士	副高级以上职称，近 5 年内指导或协助指导过博士或硕士研究生	—	副高级以上职称，或 5 年及以上中级职称且具有博士学位者	对培养全过程进行具体的指导。仅协助指导论文中的部分工作者，一般不聘请为副导师。每名博士生的副导师仅限一名
专业学位博士	副高级以上职称，近 5 年内指导或协助指导过博士或硕士研究生	—	副高级以上职称，或 5 年及以上中级职称且具有博士学位者	对培养全过程进行具体的指导。仅协助指导论文中的部分工作者，一般不聘请为副导师。每名博士生的副导师仅限一名
学术型硕士	—	副高级以上职称	—	进行具体指导。仅协助指导论文中的部分工作者，一般不聘为第二导师
专业学位硕士	—	副高级以上职称，或者具有主治医师资格 5 年以上	—	导师具有正高级职称者可以聘请。进行具体指导。仅协助指导论文中的部分工作者，一般不聘为第二导师

（三）实验室工作人员

必须取得相关实验室从业资格和资质，同时具有中级及以上的医教研系列职称。实验室工作人员是实验室的安全负责人，负责具体指导和监督属地范围内所有实验室相关活动，负责指导具体的实验室相关仪器和实验操作技能以及进行安全法规的培训。

（四）授课老师

负责科研带教理论授课的老师，必须具有副高级及以上的医教研系列职称。负责科研带教实践技能操作的老师，必须具有中级及以上的医教研系列职称。实验技能课程的老师负责指导相关系列技术的具体实验操作，例如分子生物学实验、细胞培养、液相分析等。

三、研究生导师科研带教内容

（一）带教具体内容

1. 指导研究生进行相关学科的文献阅读。

2. 结合研究生特点和兴趣方向，和学生一起选择课题。

3. 定期组织课题组会汇报，讨论课题设计、课题实施等过程中遇到的问题。

4. 具体指导研究生开展科研技能操作，选择相应的科研技能规范化培训课程。

5. 督查研究生的科研工作进度。

6. 指导研究生撰写学位论文及发表论著。

（二）研究生课题组会的流程

导师科研带教最常见、也最重要的形式之一就是组织课题组会，督促研究生大量阅读文献，从而了解并掌握课题相关领域的基础知识、前沿动态，以便能够全面、深入地展开讨论。导师对不同进度的研究生均应进行点评和指导，课题组的每位研究生都应能够高效率地进行沟通。图6-1以课题组会为例，描述科研带教的流程及注意事项。

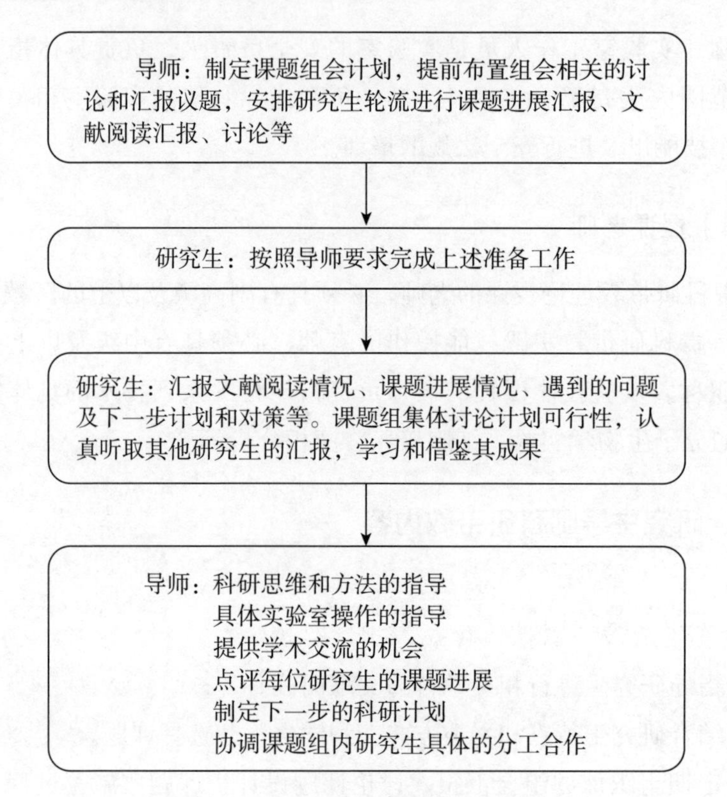

图 6-1　导师科研带教流程与注意事项

（三）注意事项

1．导师应定期组织课题组会并与研究生见面，指导研究生的科研工作。

2．注重科研思维的培养，训练研究生学术汇报和沟通能力。

3．根据研究生特点，合理安排科研团队的分工，充分发挥研究生的特长。

4．注意启发式教学，注重科研创新能力的培养。

四、北京大学第三临床医学院研究生导师科研带教能力的现状调查与导师访谈

研究生导师作为研究生培养的第一负责人，对研究生给予学术指导，即培养科研带教能力尤为重要。我们从多维度对导师科研带教能力

的现状进行了调查。采用问卷调查法，对北京大学第三临床医学院192名学术型研究生进行调查发现，导师指导频率以1～2周指导一次居多。65.9%的研究生实际的指导方式为导师独立指导，但是更多的研究生（70.3%）期望能够接受导师指导组的指导。导师指导频率与研究生发表SCI论文的数量、影响因子总和及Q2分区[①]以上SCI论文数量呈正相关（$P < 0.05$）。导师提供国内外学术交流的机会与研究生发表SCI论文的数量以及影响因子总和呈正相关（$P < 0.05$）。研究生对导师指导的总体满意度较高，对导师提供国际学术交流机会的满意度相对最低。相关研究结果提示，应不断强化研究生培养的导师负责制，定期考核导师指导研究生的情况，鼓励以导师指导组的形式联合指导研究生，增加学术会议交流的机会，共同促进研究生科研创新能力的提升。

（一）导师指导研究生的具体情况

1．导师指导频率

各学年导师的指导频率以1～2周指导一次居多（表6-4）。课题组会的频率以每周至少一次居多，占42.7%（表6-5）。

对导师指导频率与研究生发表论著的相关分析发现：导师指导频率与研究生发表SCI论文的数量、影响因子总和及Q2分区以上SCI论文数量均呈正相关（$P < 0.05$，表6-6）。

表6-4 各学年导师的指导频率［*n*（%）］

指导频率	入学第1年 *n* = 185	入学第2年 *n* = 118	入学第3年 *n* = 63	入学第4年 *n* = 16	入学第5年 *n* = 5
1～2周一次	131（70.8%）	89（75.4%）	53（84.1%）	13（81.3%）	5（100%）
3～4周一次	45（24.3%）	23（19.5%）	9（14.3%）	3（18.8%）	0（0%）
5～6周一次	7（3.8%）	4（3.4%）	1（1.6%）	0（0%）	0（0%）
7周以上	2（1.1%）	2（1.7%）	0（0%）	0（0%）	0（0%）

注：[①]汤森路透分区（Journal Citation Reports）按影响因子，将各学科分类中前25%～50%的期刊分为Q2区。

表6-5 课题组会的频率（n=185）

组会频率	人数［n（%）］
每周至少一次	79（42.7%）
每 2 周至少一次	51（27.6%）
每 3 周至少一次	9（4.9%）
每 4 周至少一次	44（23.8%）
几乎没有	2（1.1%）

表6-6 研究生导师指导频率与发表SCI论文的关系

发表 SCI 情况	指导频率［中位数（P_{25}，P_{75}）］		P
	1 ~ 2 周一次	3 ~ 4 周一次	
发表 SCI 篇数	0（0，1）	0（0，0）	0.021
发表 SCI 影响因子总和	0（0，3）	0（0，0）	0.022
Q2 分区以上 SCI 论文篇数	0（0，0）	0（0，0）	0.045

2．导师指导方式

导师指导方式主要包括导师单独指导，以及聘请第二指导教师或者副导师，由指导小组成员共同指导两种情况。我们通过对实际指导方式和研究生期望的指导方式进行调查，发现大多数研究生（65.9%）实际的指导方式为导师独立指导，但是更多的研究生（70.3%）期望能够以导师指导组的形式进行指导，组间差异有统计学意义（$P < 0.05$，表 6-7）。

表6-7 导师指导方式的情况对比（n=185）

导师指导方式	导师独立指导［n（%）］	导师指导组共同指导［n（%）］	P
实际导师指导方式	122（65.9%）	63（34.1%）	< 0.001
期望导师指导方式	55（29.7%）	130（70.3%）	

3．导师指导内容

导师对研究生指导的具体内容方面，最主要是对课题或科研项目申报的指导，其次是对论文撰写的指导，再次为对专业知识和技能的指导，比例依次为91.9%、83.2%和82.7%（表6-8）。对于提高创新能力的指导内容认可度排序依次为导师指导、参加学术交流、自主学习和科研创新培训课程；研究生认可的论文选题方式依次为导师-研究生共同选题（142人，76.8%）、导师指定（33人，17.8%）和研究生自主选题（10人，5.4%）。课题实施过程中遇到困难时，研究生选择的解决方式依次为导师指导、向师兄师姐请教、向实验室老师请教和个人独立解决。

表6-8　导师对研究生指导的具体内容（n=185）

指导内容	研究生人数	百分率（95% CI）
课题或科研项目申报	170	91.9（88.0 ~ 96.0）
论文撰写	154	83.2（78.0 ~ 89.0）
专业知识和技能	153	82.7（77.0 ~ 88.0）
人文素养	149	80.5（75.0 ~ 86.0）
职业信念	138	74.6（68.0 ~ 81.0）
其他	9	4.9（2.0 ~ 8.0）

4．导师提供学术交流的机会

绝大多数导师（92.4%）为研究生提供国内外学术交流的机会。对导师是否提供学术交流的机会与研究生发表论著的相关分析得出，导师提供国内外学术交流的机会与研究生发表SCI论文的数量以及影响因子总和呈正相关（$P < 0.05$），与发表中文核心期刊论文的相关性未见统计学意义（表6-9）。

表6-9　导师提供学术交流机会与研究生发表论著的相关因素分析

发表论著	学术交流机会［中位数（P_{25}，P_{75}）］			P
	国际	国内	无	
发表中文核心期刊论文数	1（0，1）	0（0，1）	0（0，1）	0.572
发表SCI论文篇数	0（0，1）	0（0，1）	0（0，0）	0.026
发表SCI论文的影响因子之和	0（0，3.20）	0（0，2.29）	0（0，0）	0.027

5．研究生取得的学术成果

研究生的学术成果主要体现在发表文章的质量和数量，以及学术获奖、发明专利等方面。下面分别对应届毕业年级研究生和全体在读研究生就上述几方面进行统计，详见表6-10。

表6-10　研究生取得学术成果情况（2016—2018年）

	硕士研究生		博士研究生	
	合计	人均数	合计	人均数
毕业年级研究生				
人数	19	—	31	—
核心期刊论文篇数	32	1.68	64	2.06
SCI论文篇数	10	0.53	49	1.58
IF合计	25.84	1.36	153.48	4.95
专利	4	0.21	19	0.61
学术获奖	5	0.26	20	0.65
全体在读研究生				
人数	68	—	117	—
核心期刊论文篇数	59	0.87	104	0.89
SCI论文篇数	30	0.44	76	0.65
IF合计	78.27	1.15	285.02	2.44
专利	8	0.12	19	0.16
学术获奖	15	0.22	41	0.35

注：IF，影响因子。

6．研究生对导师指导的满意度评价

研究生对导师指导的满意度是评价导师指导质量的重要依据。各项满意度的调查显示，研究生对导师的学术水平、道德修养以及指导情况的总体满意度均较高，对导师提供国际学术交流机会的满意度最低（表6-11）。

表6-11 研究生对导师指导的满意度评价

评价指标	非常满意	基本满意	中等	不满意	非常不满意
学术水平	81.6%	11.4%	3.8%	0.5%	2.7%
道德修养	87.0%	7.6%	2.7%	0.0%	2.7%
指导频率	75.1%	15.1%	6.5%	0.5%	2.7%
指导时间	73.5%	17.3%	6.0%	0.5%	2.7%
指导程度	76.2%	12.4%	8.1%	0.5%	2.7%
指导方式	72.4%	17.3%	7.0%	0.5%	2.7%
参与课题研究的机会	78.9%	11.9%	6.0%	0.5%	2.7%
发表文章的指导	73.5%	14.6%	8.1%	1.1%	2.7%
开题报告的指导	76.2%	11.9%	3.2%	1.1%	2.7%
中期报告的指导	75.1%	8.7%	4.3%	0.5%	2.7%
对学位论文撰写的指导	75.7%	8.1%	5.4%	1.1%	2.2%
提供国际学术交流机会	67.0%	9.7%	9.2%	3.8%	3.2%
提供国内学术交流机会	75.1%	10.3%	8.1%	1.1%	3.2%
总体情况	77.3%	13.5%	4.3%	1.1%	2.7%

（二）影响导师科研带教能力的因素及措施

1．贯彻立德树人的育人理念，加强导师培训及监督

研究生导师在指导研究生的过程中，应该全方位地支持学生，贯彻立德树人的育人理念。本研究提示，导师指导人文素养和职业信念等方面仍需加强。在导师培训方面，应涵盖师德师风、职业素养、学术诚信、管理制度、带教能力等内容，培训方式多样化，理论授课及经验分享相结合，从而有效提高研究生导师整体指导水平[1-2]。

导师对研究生的指导（包括课题组会）频率主要集中在1～2周一次。导师合理的指导次数是学术型研究生的激励因素。随着年级的增加，指导频率逐渐递增，分析原因主要是第一学年研究生以在学校上课完成学位课程学分为主，随着科研课题的深入开展，导师愈发关注研究生的课题进度、文章发表情况、学位论文撰写及毕业答辩等事宜，因此，师生见面频率增加，这也符合导师指导的现状。调查显示，导师指导频率与研究生发表SCI论文的数量、影响因子总和及Q2分区以上SCI论文数量呈正相关。学术型研究生的培养目标是树立创新型医学人才。加强导师管理，强化导师指导质量是提高学术型研究生培养质量的重要途径。通过研究调查，我们发现个别导师的指导频率和组织课题组会频率较低，提示导师对研究生的指导不力，缺乏科学合理的指导规划。此类导师应引起科室和教学管理部门的重点关注，严格督查其研究生完成培养方案的情况和科研工作的进度，通报所在科室重点监控，并且通过完善导师评价考核体制和加强导师培训，减少和杜绝此类现象[3-5]。我院已经建立了导师与研究生定期见面登记的制度，要求研究生至少每4周与导师见面一次，并在“师生见面本”中做详细的指导记录。下一步，我们计划将师生见面登记改为电子化信息系统记录，以此来实时督查导师对研究生的指导频率、指导内容和指导时效性。

2．推行导师指导组的指导方式，提高研究生科研创新能力

导师独立指导培养研究生虽然在科研方面有特定优势，但是随着医学学科发展的细化和学科交叉程度的深化，单一导师制的局限性日益凸显，不利于研究生创新能力的培养。近年来，多数高校逐渐采用导师组或者双导师制来培养研究生，且多用于培养学术型研究生。这不仅优化了导师队伍结构，还提升了学生的科研能力。我们的研究显示，大多数的导师（65.9%）独立指导研究生，其余为导师、副导师、指导小组成员共同指导，然而大多数研究生（70.3%）最认可和期望的指导方式为导师组共同指导。这反映出研究生对导师指导的需求正从单一需求向多方面、多维度需求转变，他们期望有更多的老师从不同层面和角度进行指导。同时反映出科研成果的产出不再是独立的一门学科的深入研究，而是需要在多学科交叉和交流的情况下共同完成。因此，建议制定和完善教学管理政策，鼓励实施导师指导组的指导方式，促进研究生科研创新能力的培养[6-7]。

3．积极鼓励研究生参加学术交流，促进学科交叉与融合

研究生的科研学习需要其对研究方向具有一定的国际视野。学术交流是提高研究生创新能力的重要方式之一。参加本专业及相关专业国际、国内会议交流是非常宝贵的学习机会。研究提示，导师提供国际、国内学术交流的机会，与研究生发表SCI论文的数量和影响因子总和呈正相关。目前仍有少数导师未给研究生提供学术交流的机会，这也是研究生对导师满意度最低的一项。这与建设“双一流”高校的愿景是不相符的。为了拓宽研究生的国际视野，使研究生更好地把握学科前沿进展，促进创新能力培养，在教学管理方面，可以将导师是否提供国际、国内学术交流活动作为研究生导师年度考核的重要指标之一[8-10]。同时，学院、科室及班级应为研究生搭建更多的平台促进学科交叉和交流。可以组织开展集体开题、学术沙龙、科研论坛、优秀毕业生经验分享等活动。

导师访谈

问题1 您认为培养学生的科研能力过程中哪些方面更重要？

答：定期学习文献，特别是学习优秀文献；认真进行研究设计和开题报告；定期对研究进展组织报告与交流；以及培养中英文写作能力。

问题2 您在指导学生科研方面有什么经验可以分享给年轻导师？

答：给学生建立明确的时间节点，并定期检查和考察完成情况。

年轻导师应该有自我培养的计划，在相关专业领域积累足够丰富的临床和基础知识。定期与研究生一起学习文献，每周一次，或至少每2周一次。最好选择国际顶级期刊（如*Cell*、*Nature*、*Science*）及本专业临床医学顶级期刊［如*New England Journal of Medicine*（*NEJM*）、*Lancet*、*Journal of the American Medical Association*（*JAMA*）、*British Medical Journal*（*BMJ*）］的相关文献作为学习的素材。有充分的时间与研究生进行交流，督促认真完成研究计划和开题报告，并对课题进展情况了如指掌。对于需要调整研究方案的情况，必须及时、充分讨论。善待每一位研究生，与学生共同进步。既要关注热点问题，也要关注临床难点，特别是尚未被满足的临床需求。注重学科交叉，加强跨学科合作。

应该针对不同类型的研究生因材施教。根据研究生自身的特点、临床或科研培训要求及学位授予的要求，给研究生设计个性化的学习轨迹，并选择适合学生能力和水平的课题，尽心指导研究生，为研究生修改文章，指导临床或科研培训中存在的问题。虽然导师不是家长，但是导师应该意识到，不同研究生的家庭环境不同，生活环境不同，学习经历不同，因此学习能力不同。要以使学生顺利完成学业、顺利毕业为目的，不应该在指导学生时计较个人付出。要以家长的角色要求自己，全方位地关心学生生活、心理和学习，这样才能使学生真心信服，也才能使学生尽心按照导师提出的要求完成工作。

在确定录取研究生后，即与学生保持密切联系，让学生加入课题组进行沟通交流，提前给学生布置文献阅读任务。在学生正式入学后，即完成英文文献综述的投稿，并且将每位研究生的临床及科研培训精准划分，最大限度地利用好研究生在学期间的每分每秒，培养具有创新能力及竞争实力的医学人才。

问题 3　您希望学校 / 学院从哪些方面加强导师的科研培训？

答：制定完善的导师考核和指导制度。从科研选题、顶层设计、科研文章撰写与投稿、专利申请方面加强培训。

问题 4　您在指导学生科研方面有什么困惑？希望学校 / 学院提供哪些帮助？

答：目前学校对学生的考核指标相对较低。希望能增加研究生（特别是专业学位硕士研究生）的科研培训和科研工作时间。研究生科研能力培养与导师的关注和指导关系非常密切，特别支持推行导师指导组的培养方式。专业学位专家聘请学术型老师作为副导师或第二指导教师进行联合培养，这样更有利于学科交叉和合作，更有利于研究生培养质量的提高。

本章小结

本章以北京大学第三临床医学院研究生科研能力培养为例，介绍研究生科研能力培养的具体要求，科研带教的师资要求和具体内容及流程。以全体在校学术型研究生为对象，分析导师科研带教的现状以及影响科研带教能力的相关因素。对研究生导师进行访谈，给出提高科研带教能力的具体措施和建议：强化研究生培养的导师负责制，定期考核导师指导研究生的情况，鼓励以导师指导组的形式联合指导研究生，同时增加学术会议交流的机会，搭建更多的学术平台促进学科交叉，提高研究生导师指导质量，促进研究生科研创新能力的提升。

参考文献

[1] 胡曼曼，钱志刚，司菲，等．临床医学学术学位硕士研究生培养现况调查——以安徽省为样本．蚌埠医学院学报，2018，43（8）：1113-1117.

[2] 罗莹，黄天壬，韦杨．医学院校研究生与导师关系的现状及解决路径．管理观察，2018，1：134-138.

[3] 王凤清，王青，段丽萍．临床医学学术型博士研究生培养现状的调查与分析．学位与研究生教育，2016，1：43-47.

[4] 杜旭晨，刘子实．构建导师在研究生教育中的长效机制——基于导师对研究生影响度调查．技术与创新管理，2015，36（3）：305-312.

[5] 王茜，古继宝，吴剑琳．导师指导风格对研究生创造力培养的影响研究——学生个人主动性的调节作用．学位与研究生教育，2013，5：14-17.

[6] 陈罡，柳亮，党裔武，等．不同导师模式培养医学研究生的对比分析．西北医学教育，2010，18（4）：718-720.

[7] 张静静，付玉荣，伊正君．医学科学学位研究生“双导师”制建设研究．卫生职业教育，2017，35（20）：19-20.

[8] 秦明，胡春平，刘斯伟．研究生指导教师指导满意度调查分析——以吉林大学为例．吉林省教育学院学报，2018，34（3）：91-94.

[9] 晋素灵，韩映雄．全日制专业学位研究生导师满意度评价研究．教师教育研究，2013，25（2）：25-28.

[10] 曹浩哲，郑鹏生．医学学术型研究生培养的实践与探讨．西北医学教育，2016，24（5）：718- 721.

（霍　刚　张爱京 编写，谷士贤　袁文青 审校）

第七章 教学评估

高等医学教育的根本任务是培养服务于社会的高级医学人才，而高等医学教育培养人才的主要方式是课堂教学。教学工作始终是学校的中心任务，课堂教学是高校教学活动的中心环节，在高等教育教学中占据着重要的位置，其质量与师资队伍的整体素质、教学研究水平密切相关[1]。对教师课堂授课质量进行评价是推动教学改革，促进教学质量提高的重要措施之一[2]。本章就如何在医学院校开展教师课堂授课质量的评估和管理进行探讨，并分享北京大学第三临床医学院教学评估的实践经验。

一、教学评估的目的

对课堂教学进行评价是提高教师教学效果不可缺少的重要步骤，是推动教学改革，促进教学质量提高，为国家培养合格人才不可缺少的一个重要环节[3]。因此，我们应从以下几方面正确认识课堂教学评估的目的。

1．了解学生对教师教学情况的反馈，重点了解教师在教学理念方面是否注重学生知识、能力和素质方面的全面发展。课堂教学评价应了解教师在教学过程中如何培养学生的研究能力与创新能力；在教学内容方面，了解教师如何推动“启发式”教学方式，能否从传统、单向知识传授的教学形式向知识传授与启发诱导相结合的多样化教学方法体系转化。多样化教学方法以师生互动、激发学生求知欲和创新能力、促进学生自主学习为主要特点。

2．了解教师教书育人方面的状况。课堂教学评价应了解教师能否将教书育人、为人师表体现在课堂教学中，建立教与学的互动关系，增强师生之间的情感沟通，有自己的授课风格和特色。

3．了解教师在教学活动中是否坚持以学生为中心，转变教育思想，创新教育模式。学生是教的对象，是学的主体，这就要求教师尊重学生、了解学生、关心学生，引导学生积极向上，把教学的重点放在培养学生的创新精神和锻炼学生的实践能力上去。

4．及时发现教学中存在的问题，研究制定提高教学质量的措施。好的教师应能够通过听取和收集专家、学生、同行及教师自评的报告，寻找存在的问题并拟定整改措施。

5．建立和健全教学质量监控体系。课堂教学评价必须为学校教学改革和教学管理提供可靠的、有价值的信息，并在此基础上进一步建立、健全教学质量监控保障体系。

二、构建临床教学评估体系的原则

建立科学、客观、公正和有效的评估指标体系是评价工作的关键。实践证明，课堂教学评价指标体系必须遵循本质属性、导向性、客观性、可测性、可操作性及定量与定性相结合的原则，坚持以学生为中心的理念，围绕培养合格医学人才的目标，客观可信，符合实际，从而切实反映出评价的真实水平。评价指标体系通过实际客观的测量，可以获得正确的结论。评价过程必须是简易可行、实事求是的，在人力、物力、财力、时间和信息的提供上为人们所接受。建立和完善评价指标体系所应遵循的原则如下[3]：

1．本质属性原则

遵循教育教学规律，适应国家、社会对医学生素质和培养目标的要求，筛选出影响教育教学质量的关键因素，将其作为评价指标来测量。影响教育教学质量的因素很多，评价指标不可能面面俱到，但应主要由教师教学素养、教学目的、教学内容、教学方法和教学效果等相关因素组成。单一因素本身，不管是教学方法还是教学内容，都不能完全代表整体教学质量的评价结果。教学质量的高低受上述各个因素的共同影响，各因素相互作用、相互制约。因此，综合各个因素来进行评价教师授课质量是可行的，也是符合教学规律的。

2．导向性原则

评价的目的是保证教学质量。如果只是用来评定教师的教学优劣，必然使教师无形中用评价标准指导自己的教学行为，导致人人一个模式、人人一个标准，不利于鼓励不同的教学风格，培养学生多角度的认知能力。评价指标体系应避免这一负面效应，在制定时，除基本要求外，应在教学目标、效果和学生培养上加大权重，起到正确的导向作用。

3．客观性原则

课堂教学评价是实施教学质量监控的一种手段，其目的是“以评促建、以评促改、评建结合、重在建设”，重点是帮助教师提高教学水平。教师对照具有导向作用的教学评价指标，通过对自我评价与同行、专家、学生的评价进行综合分析和比较，可以真切地感受到主观努力与客观效果之间的差距，从而调整自己的知识结构和能力水平，采取有针对性的改进措施。

4．可操作性原则

指标是一种具体化的评价原则，指标越具体越容易操作。实践证明，具体的、可观察的内容多，主观臆断的成分就会减少；客观性强，可以减少评价误差，提高评价的有效性。所以，在制定和细化具体指标时，要做到清晰、明了、层次简单，具有可操作性。

5．定量与定性相结合的原则

定量的评价结果便于数据处理，有利于提高评价的准确性，也便于区分出等级。但由于教学活动具有复杂性，有些内容无法量化，而这些内容对教学过程来说又具有较大的影响，因此，仅靠定量评价来判断是不准确的，是片面的。所以，在设计评价指标体系时，既要有客观的定量部分，也要有主观的定性内容，这样才能增强评价的科学性、全面性，提高评估的有效性。

综上所述，教学质量评价指标体系的制定要适应时代的发展，体现当前时期的教学质量标准。具体地说，根据学科和专业特点，评价的内容尽量做到具体、明确，减少那些综合的、抽象的内容，评价指标要适中，不能过高或过低，否则会影响评价工作的实际效果和生命力[4]。

三、北京大学第三临床医学院教学评估的实践经验

北京大学第三临床医学院一直坚持对课堂教学进行教学评估，并根据评估的结果及反馈的意见和建议及时进行相应的调整和改进，如积极改进相应的教学方法、调整课程设置和教学内容等，不断改善教学效果并提高教学质量。在此，我们总结了我院教学评估的实践经验。

1．教学评估方式

针对目前国内外课堂授课质量评价体系的现状和形式，以及医学院校的特点，在评估实践中，通过不断地总结，我院形成了“三级教学评估制度”，包括专家评估、同行评估以及学生评估。通过对教师教学效果的分层评价，保证教学质量及教学工作的顺利进行。

学生评估是对教师课堂教学质量评价的一个重要方面，因为学生是教育的主体，是教学质量的主要载体，教学质量的提高应以学生为中心。学生层面的评估主要针对授课教师和授课内容来进行，通过我院信息化教学平台进行网上评估。同行由专业水平较高、具有先进的教育理念和一定的教学管理经验的在职专业人员、部分中青年专业教师和教学管理人员组成，从专业和教学两个角度评价课程质量。同时，组织专业水平高、具有丰富的教育教学经验、热心医学教育事业、具有广泛影响力的教学管理委员会成员及资深教师共 18 人组成院级专家评估组，从教学理念和教学方法层面进行评估。教学评估的结果由教育处及时反馈到被评估教师所在的教研室并转达到个人，以便进一步改进和提高教学水平。

2．教学评估内容

作为促进教师教学质量提高的有效手段，教学质量评价被国内外高校普遍采用。有学者认为应从行为管理、师生关系、课程组织、学生成绩等评价维度入手，也有学者提出应采用 ISO9000 质量认证系统或美国的全面质量管理理论（TQM）[5]。目前，国内高校通常以教学内容、教学方法、教学态度、教学效果等作为一级指标来评价教师的教学质量。

我院主要依据《全球医学教育最低基本要求》（GMER）、《本科医学教育标准——临床医学专业（试行）》等文件，参照国内高校的做法，制作了具有医学特色的理论课和见习课教学评估表。

（1）专家和同行层面的评估：针对理论课程，教学评估表共 100 分，将教学内容、教学方法、教学态度、教学效果等进行细化，共设置了 11 个评价指标（表 7-1）。同时，考虑到评估应定性与定量结合及为了适应不同类型课程的差异性需求，评估表中设置开放性栏目，如优缺点及意见建议栏，方便评课人充分表达对课堂教学和教师本人的意见，或就个人听课体会作出更加具体化的评价。针对见习课程，主要从教学内容和组织、示教方法以及教学语言和教态三个方面进行评估，详见（表 7-2）。

表7-1 专家与同行评估表（针对理论课程）

<table>
<tr><th></th><th colspan="4">教师工作纪律</th><th colspan="2">学生课堂情况</th></tr>
<tr><td rowspan="4">纪律情况</td><td></td><td>是 / 否</td><td>时间</td><td>分数（5）</td><td>人数</td><td></td></tr>
<tr><td>迟到</td><td></td><td></td><td></td><td>迟到</td><td></td></tr>
<tr><td>早退</td><td></td><td></td><td></td><td>早退</td><td></td></tr>
<tr><td>拖堂</td><td></td><td></td><td></td><td>其他</td><td></td></tr>
<tr><th>评估项目</th><th>分数</th><th colspan="3">内容</th><th>得分</th><th>扣分原因</th></tr>
<tr><td rowspan="3">教学内容</td><td>5</td><td colspan="3">内容丰富，在教科书的基础上注意拓展知识的深度和广度</td><td></td><td></td></tr>
<tr><td>20</td><td colspan="3">层次分明、重点突出，基本概念交代清楚，强调基本技能的教学</td><td></td><td></td></tr>
<tr><td>5</td><td colspan="3">难度适宜，符合本科生教学要求</td><td></td><td></td></tr>
<tr><td rowspan="5">教学方法</td><td>15</td><td colspan="3">善于启发式教学，注重学生临床思维能力的培养</td><td></td><td></td></tr>
<tr><td>10</td><td colspan="3">注重理论与临床实际相结合；病例或示教内容选择合理，示教操作规范、准确</td><td></td><td></td></tr>
<tr><td>5</td><td colspan="3">注重双语教学，有丰富的外语教学内容</td><td></td><td></td></tr>
<tr><td>5</td><td colspan="3">授课语言规范，富有吸引力，发音清晰，使用标准话</td><td></td><td></td></tr>
<tr><td>5</td><td colspan="3">电子教案或板书规范、明晰，合理使用教具、多媒体课件</td><td></td><td></td></tr>
<tr><td rowspan="2">教学效果</td><td>15</td><td colspan="3">善于调动学生主动参与教学过程</td><td></td><td></td></tr>
<tr><td>5</td><td colspan="3">时间安排合理，主动对授课过程予以管理</td><td></td><td></td></tr>
<tr><td>教风</td><td>5</td><td colspan="3">教态严谨，仪表得体，授课期间无接听电话及其他各种不良行为</td><td></td><td></td></tr>
</table>

表7-2　专家与同行评估表（针对见习课程）

评分标准		评审意见
一、教学内容和组织（40分）		
1	概念正确，内容层次分明，符合临床带教的要求	
2	突出重点、难点	
3	符合教学时限要求	
二、示教方法（40分）		
1	充分利用教具、模型	
2	使用教具、模型熟练、得当，示教方法与讲课内容有机结合、相辅相成	
3	示教操作手法规范、准确，展示充分	
4	体现人文关怀	
三、教学语言和教态（20分）		
1	普通话教学，语言规范、准确、清晰、熟练	
2	语言表达生动，富有吸引力和逻辑性，注重启发性和互动性	
3	教态自然大方，着装整洁得体，精神饱满	
总分（满分100分）		

（2）学生层面的评估：学生在课程结束后登录教学平台填写评估表，评估表分为理论授课和临床带教两类。同时，考虑到学生自身知识、能力有限，授课教师更换频繁等特点，我们对评估的条目进行了精简，分别如表7-3和表7-4所示。

表7-3　学生评估表（针对理论课程）

评估项目	标准说明	满分	得分
教学内容	内容丰富，重点突出，具有一定先进性	20	
教学方法、手段	教学目的明确，教学过程安排合理，注重启发和引导。能够合理结合临床实际，合理运用双语教学	20	
	课件制作精美，多媒体手段使用得当	10	
教学能力	有目的、有计划、有组织地引导学生积极自觉地学习和加速掌握知识技能	20	
教学态度	认真负责，教态自然大方，语言规范、准确	10	
教学效果	课堂秩序良好，师生互动活跃	10	
	学生基本理解讲课内容，能够于课后深入学习	10	
总分			

表7-4 学生评估表（针对见习课程）

评估项目	标准说明	满分	得分
教学内容	内容丰富，重点突出，具有一定先进性	20	
教学方法、手段	教学目的明确，教学过程安排合理，注重启发和引导	10	
	示教操作手法规范、准确，展示充分	20	
教学能力	有目的、有计划、有组织地引导学生积极自觉地学习和加速掌握知识技能	20	
教学态度	认真负责，教态自然大方，语言规范、准确	10	
教学效果	课堂秩序良好，师生互动活跃	10	
	学生有机会参与教学过程，能够更好地理解、掌握讲课内容	10	
总分			

3．教学评估效果

我院的教学评估符合教学评估的基本原则，即本质属性、导向性、客观性、可操作性和定性与定量相结合等原则。评估内容涵盖教学内容、教学方法与手段、教学能力、教学态度和教学效果等方面。在评估过程中及时发现并明确了教学中尚待改善的领域和应解决的问题。最后，教育处将评估结果及时反馈给各教研室。

4．小结

我院教学评估的循环是一个连续的闭环，从准备、实施评估、收集评估数据到分析、总结和反馈，周而复始（图7-1）。教学评估收到了良好

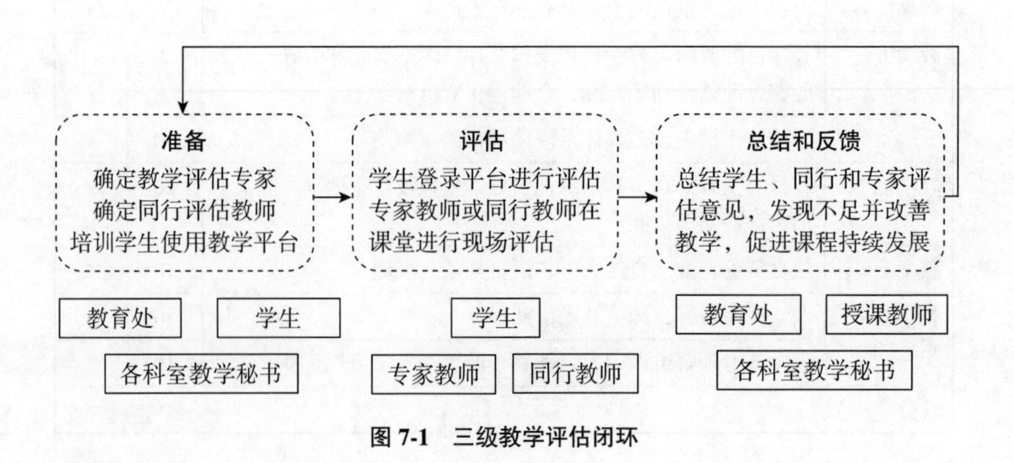

图7-1 三级教学评估闭环

的效果，达到了满足学生学习需求、发现并改善教学之不足以及促进课程持续发展的目的。

本章小结

北京大学第三临床医学院教学评估的循环是一个连续的闭环，从准备开始，到实施评估、收集数据、分析、总结和反馈，周而复始。通过有效的管理，教学评估收到了良好的效果，达到了满足学生学习需求、发现并改善教学不足以及促进课程持续发展的目的。

参考文献

[1] 王鲜萍．以人为本的课堂教学测评指标体系的构成．黑龙江教育，2005（11）：3-4.

[2] 魏洁．医学院校教师授课质量评价和管理体系的构建与思考．教育与职业：教育管理，2008（11）：64-65.

[3] 许有华．试论课堂教学评估．黑龙江高教研究，1997（6）：51-53.

[4] 毕光忠，王滨．临床教学质量评估方法初探．中国高等医学教育：教育评估，1995（4）：34-35.

[5] 麦婕．基础医学教学质量监控：现状、实践与思考．教育观察（上半月），2018，7（19）：116-118.

（何　旋　编写，李　颜　谷士贤　汪　恒　审校）